ウイルス感染症のパンデミックと国民生活

食によるコロナ対策の科学的エビデンス

林　利光

もくじ

序 章

感染症と国民生活

２０１９年末に新型コロナウイルスによる感染症（ＣＯＶＩＤ−19）が中国湖北省武漢市で発生し、瞬く間に世界中に感染拡大しました。ＷＨＯ（世界保健機関）は２０２０年３月11日に世界的大流行（パンデミック）であると宣言しました。５月には世界の１８３の国・地域に感染が拡大し、感染者は４００万人（死者は29万人）を超えました。特に、欧米での感染者が多く、中でも米国が突出していました（感染者１３３万人、死者８万人）。感染後の病状の進展・悪化の状況が多様で、長期入院を余儀なくされる患者が急増し、医療体制の崩壊が危惧されたことから、これらの地域では渡航規制、都市封鎖、外出禁止命令が出されました。

近年のウイルス感染症のパンデミックとしては、エイズ（ＡＩＤＳ：後天性免疫不全症候群、１９８３年）や新型豚インフルエンザ（２００９年）がありますが、ＣＯＶＩＤ−19による感染者数や死者数の増加の速度と規模はこれらをはるかに上回るものです。６月になってから東アジアやヨーロッパにおける新規感染者数が減少したことから、国内の移動や経済活動の制限が部分的に解除されましたが、米国、ブラジル、インド、ロシアに加えて、南アフリカや中南米では、新規の感染者が顕著となり（米国ジョンズ・ホプキンス大の集計、10月13日午後3時時点の感染者は188の国・地域に及び、累計感染者数は3780万人、死者数は108万人）、なお感染拡大が続いています。

我が国でも2020年4月7日に7都府県を対象に非常事態宣言が行われ、16日には全国に拡大されました。学校の臨時休校やスポーツ・文化芸術活動、講演会や種々の集会、地域の祭りや各種の観光イベントなども中止または延期されました。一方、4千万人近くにまで急増していた外国人観光客が激減するとともに、国内旅行者の旅行キャンセルが相次ぎました。その結果、航空会社をはじめ鉄道や高速バス運送会社、宿泊施設や飲食店などは休業に追い込まれました。また、多くの職場や施設では、自宅待機を余儀なくされ、テレワークやオンライン会議などが導入されました。他方、食料品や日用品など生活必需品の販売店では、手指の消毒やマスクの着用が要請され、レジには飛沫感染防止のための透明板が設置されるようになりました。COVID−19に関する状況は連日報道されていますが、人々のマスク着用が日常的な光景になっています。このような事例はこれまでの世界史になかったことであり、いかに異常事態であるかを示しています。COVID−19はまだ謎の部分が多く、WHOの対策を含めて具体的な解決策が未確立な状況です。

まずはじめに、我が国の保健衛生環境の変遷と現状を、簡単に紹介してみることにします。

我が国の保健衛生環境

米軍による広島及び長崎への原爆投下や主要都市への爆撃により全土が廃墟と化し、1945年8月15日に終戦となりました。それまでの日本政府の富国強兵政策により、国民は深刻な食糧不足と劣悪な保健衛生環境下におかれ、極度に疲弊した状況でした。国民病と呼ばれていた結核や、赤痢、ジフテリア、腸チフス、発疹チフスなどの感染症もしばしば流行していましたが、有効な治療薬がなく憂慮すべき事態でした。感染症対策は国際的にも重要課題でしたが、1948年に国連の中に世界保健機関（WHO）が設立され、多国間協力が求められるようになりました。当時、連合国総司令部（GHQ）が我が国を占領・駐留していましたが、その強力な指導の下に、種々の衛生行政改革が行われました。また、日本国憲法が制定され、国民の生存権の保障や社会福祉、社会保障、公衆衛生の向上などについて国の責務が明確にされました。このような諸施策により、次第に食糧事情が良くなり、国民の栄養状態が改善されるとともに、多くの細菌感染症が抗生物質で治療可能になりました。ところが、20世紀末から致死率の高いウイルス感染症が重要問題となりました。幸い、感染ウイルスの細胞内での子孫ウイルスの複製過程が分子生物学的に解明されたことから、抗ウイルス薬の開発・臨床利用が可能になりました。一方で人々の生活スタイルが欧米化し、がん、糖尿病、循環器疾患、肥満などの生活習慣病患者が多くなってきました。他方、コンピューター技術の医療への導入により疾病の診断・治療技術が飛躍的に進歩しました。その結果、一歳未満の乳児の死亡率や終戦前後の三大死因の一つであった「結核」の死亡率が激減し、国民の平均寿命は著しく延びました。２０１９年の我が国の平均寿命は、女性は87・45歳、男性は81・41歳で、超高齢化社会となっています（２０２０年7月31日、厚生労働省簡易生命表）。

高度経済成長期に国内の交通網が整備され、物資の大量・迅速輸送が可能になると、利益・効率を優先する新自由主義思想が導入され、経済のグローバル化が進みました。その結果、私たちが住んでいる地域や職場では、人間関係が希薄化するとともに、経済格差や健康格差の拡大が進み、さまざまなストレスに悩む人たちが増えました。うつ病などの精神疾患と診断される患者数は年間４００万人を越える事態になっています。最近の傾向として入院者数は減っているのに、外来患者数が年々増えているという特徴があります。また、ＧＡＦＡと呼ばれる巨大なＩＴ企業の登場により、スマホが普及し、特に若者の間にスマホ依存症が増加して深刻な社会問題となっています。

さらに、免疫系の不調による花粉症やアトピー性皮膚炎のようなアレルギー疾患患者が多くなっています。他方、入院を要しないまでも、定期的に通院し、何らかのくすりやサプリメントを服用している人たちが増えています。

病院へ行くと、そこはいつも患者さんたちであふれています。しかも、通院の度に血液検査や尿検査のほか診断用医療機器による検査も行われることがあるため、毎回の待ち時間が大変長くなっていますす。その結果、患者さんと医師が向き合ってゆっくり対話することが困難な状況です。

近年の医学研究や診断技術のめざましい進歩・発展により、からだの生理機能や病気の発症のしくみが遺伝子や分子レベルで解明されつつあり、症状を改善するための様々なくすりが処方されているはずですが、なぜこうも患者さんの数が多いのでしょうか。高齢化し生理機能が低下している人たちが増加する一方、降圧剤や血液凝固阻害剤のように一生涯飲み続けなければならないとされている医薬品も多いので患者数が減らないのは必然かもしれません。

薬食同源でも使用目的や利用目的は別

医療や介護にかかわる費用が年々増大し、大きな社会問題となっています。そのため医療費を抑制する目的で、歳をかさねても、寝たきりにならず、認知症にかかることもなく自力で元気に生きることができる『健康寿命』が重要視されるようになりました。栄養（食事）、運動、休養が健康づくりの三要素とされ、自分の健康は自分で守ることが重要視されるようになったのです。

私たちのからだの成長や活動のためには、タンパク質、脂質、糖質、ビタミン類などの栄養成分を「たべもの（食品）」から摂取する必要があります。食品は天然物およびそれを加工したもので、栄養成分のほかに味や香りを感じさせる成分やからだの生理機能に影響を及ぼす「保健機能性成分」が含まれています。私たちが食品を摂取したとき、おいしく感じ、生きている喜びやしあわせ感を抱くことができますが、偏食するとか過剰に食べると、からだに不都合が生じてきます。それゆえ、健康維持のためには、摂取する食品の種類や量に注意する必要があります。

「くすり（医薬品）」は、私たちのからだに何らかの不調が生じたときに、その診断、治療および予防を目的として使用されるものです（医薬品医療機器等法）。医薬品は生薬などの天然物の加工品のほか、その分泌物や抽出エキス、単離成分、化学的に合成されたもので、その品質評価法や使用法が規定され、効果・効能が表示されています。なお、生薬の中には、原料が食品として利用されているものが多数ありますが、素材が同じであってもそれらの使用目的はあくまでも疾病症状の改善です。したがって、医薬品は基本的には、だれでもいつでも利用する食品とは異なるものです。また、「良薬は口に苦し」といわれるように、必ずしも「飲んでおいしく感じる」ものではないし、調理の場合のように加工処理法や服用量を勝手に変えることはできません。古来より「薬食同源」という考え方がありますが、素材が同じであっても、「たべもの」と「くすり」は使用目的や利用方法は全く別です。

たべものと健康

「食と健康」は人々の一大関心事であり、食材の保健機能性やレシピに関する書籍の出版や商品の製造・販売会社がスポンサーになった自社製品の宣伝番組やマスコミ報道が多くなっています。

従来、医薬品は病院や地域の薬局および配置販売業者などからの入手に限られていましたが、この販売規制が大幅に緩和された結果、大半のスーパーマーケットやコンビニエンスストアのほか食品や日用雑貨品などの販売店でも入手可能になりました。各地で大型のモールやプラザのチェーン店を見かけるようになりましたが、その店舗内や道路沿いに多数開店したドラッグストアでは、医薬品のほかにさまざまな食品や日用品も販売されています。それらの店内ではセルフサービスである事が多いので「売る人」と「買う人」との人間的なふれあいやつながりが乏しくなっています。一方、インターネットによる販売商品の種類も多くなり、従来から販売されてきた健康食品に加えて、効果・効能を表示できる「医薬品」や「特定保健用食品」も急増しています。

さらに、食品をめぐる新たな動きとして、従来の特定保健用食品とは別のカテゴリーに属する「機能性表示食品」の販売が2015年4月から可能になりました。これは商品の効果・効能の根拠となる研究・試験のデータに関する資料を添付した申請書を消費者庁へ届けるだけでよく、開発企業の責任において販売するというものです。この場合も、機能性の評価の基準は、基本的に西洋医学的視点からの検査値によるものですが、「病気の治療効果」を表示することはできません。

薬で病気を予防できるのか？

新たに開発されたくすりの多くは病気の発症にかかわっている特定のたんぱく質や遺伝子の働き

をおさえることを想定したものです（分子標的薬）。２０１８年度のノーベル生理学・医学賞を受賞した本庶祐・京都大学特別教授らによって開発された癌免疫療法薬「オプジーボ」もそのひとつです。

ところが、このくすりは従来の抗がん剤で症状の軽減が認められなかったがん患者に対しても顕著な効果が認められたものの、同じ組織のがんでありながら効果がないケースや、からだに有害な作用（副作用）を引き起こすことが報告されています。くすりは生体にとっては異物であるので「副作用が認められないくすりはない」といわれるゆえんです。

一方、２０１２年に山中伸弥教授らがｉｐＳ細胞（人工多機能性細胞）を使った再生医療技術の開発によりノーベル生理学・医学賞を受賞したことが契機となり、この技術を応用した臓器・組織の移植や新薬の開発などに期待が高まっています。特に、死因第1位の悪性新生物（がん）や原因不明でまだ治療法がない難病などを対象にした臨床研究への応用が期待されています。しかしながら、やはり西洋医学的対症療法の視点からの合成薬の開発を想定したものが多いのはとても残念です。

ヒトのゲノムが解明されたことから、近年進展してきた創薬リード化合物探索のためのハイスループットスクリーニング（ＨＴＳ）による新薬の開発も困難になり、最近ではビッグデータを活用するＡＩ創薬が注目されています。

自然治癒力・免疫力のパワーアップによる感染症予防

最近、「くすり」の効果・効能を疑問視する書籍が相次いで出版される一方、からだの自然治癒力（治る力、癒す力）に注目した出版物やマスコミ報道が多くなっています。書店内には、「くすり」に頼らず、食事、運動、休養などによる効果を紹介した書籍が多く並べられ、その中には『自然治癒力・免疫力』をアップさせる食材やそれらの料理法（レシピ）を収載したものが多いのですが、残念ながら科学的根拠が明白ではありません。

自然治癒力は、私たちのからだの生理機能の調節の乱れを防ぎ、「恒常性」を維持する力のことで、これには、（1）病原体などの異物の体内への侵入を防ぐとともに、がん細胞や病原体感染細胞などの変質した細胞を処理してからだを守る「生体防御機能」、および、（2）傷ついたり古くなった細胞を修復したり、新しいものを再生する「自己再生機能」があります。これらの機能は、西洋医学における「神経系」、「内分泌系」および「免疫系」の間のネットワークにより巧妙に調節されていることが明らかになってきました。すなわち、病気はからだの生理機能を調節するためのネットワークが乱れることにより発症すると理解されるようになりました。しかしながら、自然治癒力を増強する療法はまだ確立されておらず、あくまで個別症状の改善を主な目的としたものです。これは自然治癒力を重視する東洋医学とは異なる点です。

本書は、月刊ゆたかなくらし（本の泉社発行、２０１５年7月号～12月号、２０１６年4月号～7月号）に連載した「たべものによるウイルス感染症対策」の内容を一部加筆・改変したものです。ただ、この度のＣＯＶＩＤ–19のパンデミックは、20世紀に始められた植民地化のための戦争政策ではなく、ＩＴ技術を活用した新自由主義的経済政策の下で発生したという点で人類の歴史上未曾有な出来事です。

そこで、感染症の歴史を概説するとともに、ウイルス感染症のうち、インフルエンザとコロナウイルス感染症について、これまでに明らかになってきている両者の特徴や西洋医学的視点からの対応策の問題点を考察してみました。

また、「くすり」と「たべもの」の違いや西洋医学と東洋医学における薬物療法の違いを比較した上で、「からだに備わっている感染防御反応を中心とする免疫機能、特に腸管免疫系の機能調節の仕組み」を概説します。

さらに、最近、腸内の善玉菌と悪玉菌のバランスの乱れを調節する機能をもつことが注目されている発酵食品や「難消化性食物繊維」を含む食材のウイルス感染症予防の可能性についても考察してみました。本書が食べ物を活用したウイルス感染症対策の一助になれば幸いです。

第1章

感染症の歴史とウイルスの正体

感染症の歴史

感染症は、病原性微生物が生体内に侵入して増殖し、結果として生体に発熱、炎症など何らかの異常な症状が生じる疾病です。重篤な症状を引き起こし伝染性が強い病気はかつては伝染病予防法に定められ「法定伝染病」と呼ばれていましたが、1998年に廃止され、新たに「感染症の予防及び感染症の患者に対する医療に関する法律(感染症新法)」が制定されました(表1)。現在では、法定伝染病はもっぱら家畜伝染病を指しています。

病原体に関する科学的知識がなく、治療薬やワクチンもなかった時代には、感染症は「疫病 plaque」と呼ばれていました。疫病の原因は「疫病神・怨霊」の仕業や「仏罰・神罰」などによると考えられ、加持祈祷や各種祭礼が行われていました。

わが国では、6世紀の仏教伝来を契機に大陸との往来が進むにつれ、天然痘(疱瘡)とみられる疫病が国内にもたらされ流行しました。それ以降たびたび疫病が大流行し、歴代の天皇や朝廷の権力者たちも命を失いました。奈良の大仏や全国各地の国分寺の建立はこの疫病を鎮めるためでした。平安期になると、麻疹（はしか）の流行がほぼ20年毎に起きています。また、11世紀の初め頃からマラリアが流行しました。この感染症は「おこり」と称されていましたが、平清盛が罹患し死去しています。その後、江戸時代には、天然痘、麻疹、風疹、梅毒などの感染症が流行し、多数の罹患者が亡くなりました。

世界史的には、感染症は紀元前から発生していたことが古代ギリシャの時代に作成された記録から推測されます。ペストの流行は6世紀にイタリアで始まり8世紀末まで続き（第一次パンデミック）、14世紀から17世紀末にかけて第二次のパンデミックが起こりました。ペストはもともとネズミなどのげっ歯類の感染症でしたが、ネズミの血を吸って感染したノミがヒトを刺咬することで感染することが判明。ペストはヨーロッパ全土に感染拡大し、約2500万人もの

1類感染症	エボラ出血熱、マールブルグ病、ペストなど 感染力がとても強く感染した場合には、危険な状態になる
2類感染症	コレラ、細菌性赤痢、ジフテリア、パラチフス、腸チフス 危険性の高い感染症
3類感染症	腸管出血性大腸菌感染症 感染した場合の危険性は、高くないが特定の職業への就業制限、消毒の措置がとられる
4類感染症	インフルエンザ、炭疽、発疹チフス、乳児ボツリヌス症など 発生状況、流行を把握するもので、結果を国民に公表し発生、拡大を防止する為の分類、感染症
指定感染症	既知の感染症の中で、1～3類に分類されない感染症で、1～3類に準じた対応が必要な感染症
新感染症	人から人に伝染する疾患で、既知の感染症と症状等が明らかに違うもので、危険性の高い感染症

表1　感染症新法における感染症の定義分類

多数が死亡したとされています。死者数があまりにも多かったことからペストは「黒死病」と呼ばれていました。

一方、古代エジプトでは、天然痘は紀元前から高い死亡率の病気として恐れられていたようです。15世紀にコロンブスが新大陸を発見しましたが、その後16世紀にスペインがアメリカ大陸を征服した際にアステカ王国やインカ帝国に天然痘と麻疹が持ち込まれました。両国の皇帝はこれらの感染症が一因で命を落としたとされています。

他方、アメリカ大陸に流行していた梅毒が逆にヨーロッパ各地にもたらされ、多くの感染者がでました。梅毒はシルクロードを通じて中国に伝わり、さらに中国から倭寇を通じて日本にも伝わったとされています（1512年）。

天然痘、ペスト、梅毒などの流行は、当時の支配国家の崩壊や新たな国家の勃興、文明、生活環境や人々の考え方にも大きな影響を与えました。王侯貴族、聖職者、為政者、医療関係者のほか、著名な芸術家や文学者などの死因が感染症であったことが記録されています。

感染症の原因（正体）は、18世紀以後次第に明らかになり始め、治療の方法や予防方法が模索されました。エドワード・ジェンナーは天然痘にかかった牛の膿（牛痘）を人の皮膚に接種すると軽い天然痘の症状はでるものの、その後、深刻な天然痘にはかかりにくくなることを見出し「種痘：vaccination」として発表しました。ジェンナーの種痘は、疫病を予防する「ワクチン」という術を具体化した画期的な出来事でした。ちなみに、１９４８年に設立された世界保健機関（ＷＨＯ）はワクチン接種による天然痘根絶計画の強化策を世界各国の協力を得て実施しました（１９６８年～１９７７年）。その甲斐があって、ＷＨＯは１９８０年5月に天然痘の世界根絶宣言を行いました。

18世紀末から20世紀にかけて、イギリス王国、フランス帝国、スペイン王国、ロシア帝国などが互いに勢力争いを続けたために、コレラ、発疹チフス、赤痢、マラリアなどの感染症がヨーロッパ全域に拡散しました。ヨーロッパの列強はアジア地域、アフリカ大陸やアメリカ大陸の植民地化政策を展開していました。

我が国の軍部はそれらの動きに抗するかたちで日清戦争、日露戦争、第一次世界大戦に参戦してアジア地域の植民地化を進めました。多くの兵士が戦地に派遣された結果、ヨーロッパで拡散していた感染症が国内にもたらされることになり流行の端緒となりました。

一方、第一次世界大戦が終局面にあった１９１８年に新たにインフルエンザの世界的な大流行が始まりました。なお、このインフルエンザのパンデミックについては別に紹介します。

17世紀の中頃には、アントニ・ファン・レーウェンフック（「微生物学の父」といわれている）がつくった顕微鏡で微生物の可視化が可能になり、細菌の培養ができるようになって「感染症と病原体の関連性」がわかるようになりました。具体例として、ルイ・パスツールによる炭疽菌、ロベルト・コッホによるコレラ菌、シャルル・ルイ・アルフォス・ラヴランによるマラリア原虫、フリッツ・シャウディンの梅毒トレポネーマの発見などがあります。また、日本でも北里柴三郎のペスト菌や志賀潔の赤痢菌の発見がありました。

なお、麻疹ウイルスは１９５４年にトーマス・Ｃ・ピーブルスによって分離された結果、１９６３年には安全で効果の高いワクチンが開発されました。ただ、２０１６年には８万９７８０人が死亡したとの報告があります。ＷＨＯはワクチンの接種率の低下が要因の一つと指摘しています。

しばしば流行していた感染症は、排泄物によって伝染する消化器系の病気が多かったのですが、集落地域の河川の水を飲み水として利用していたため、水汚染問題の解決が課題でした。そこで、ヨーロッパでは19世紀後半に上下水道などの公衆衛生インフラの整備が進められました。その結果、水が感染源の一つであった赤痢や腸チフスの予防も可能になりました。

「白いペスト」として恐れられた結核は、19世紀に産業革命により人口が都市へ集中した英国から広がり始め、やがて全世界に爆発的に拡大しました。日本でも近代工業化が進んだ明治以降に急速に感染者が増加しました。人口の過密化と劣悪な労働環境が主な要因でした。当時は「労咳」と呼ばれ、「不治の病」とされていましたが、１９３６年には、日本の死因第1位となり「国民病」や「亡国病」とまで呼ばれるようになりました。結核の病原体が結核菌であることを確認したのは、前述のロベルト・コッホでした。

一方、梅毒の病原体が明らかになったことから、ドイツのパウル・エールリッヒと彼の研究所で梅毒の治療薬の合成研究を担当していた秦佐八郎が化学療法剤「サルバルサン」という有機ヒ素化合物」を世界最初に発見しました（1910年）。この発見はその後のペニシリンなどの抗生物質（アレクサンダー・フレミング、1929年）やサルファ剤（ゲルハルト・ドーマク、1935年）などの化学療法剤の開発につながり、感染症治療に新たなページが開かれました。コレラ、赤痢、チフス、ジフテリアなどの細菌性感染症の治療が抗生物質で可能になりました。また、1943年に新たに発見された抗生物質ストレプトマイシンはペストや結核に対して有効であることが確認されました。

ところが、今世紀になってから結核に高い治療効果を示した抗生物質に耐性を持つ結核菌が現れました。この新しい結核菌に感染した患者は2016年には60万人以上で、そのうち49万人が感染した結核菌は複数の薬剤に対する耐性を持つ「多剤耐性結核菌」でした。同年における結核の新規感染者は世界全体で630万人（死者は180万人）だったことが報告されています。

他方、マラリアの病原体はマラリア原虫で、蚊によって媒介されることが明らかにされたことから、有機塩素系の殺虫剤DDT（ジクロロ・ジフェニル・トリクロロエタン）の使用や蚊帳の使用などの対策が行われました。ところが、DDTが大量に散布された結果、効かない耐性蚊が出現したばかりでなく、継続使用は人体、環境や生態系にも深刻な影響を与えることが判明しました。

一方、マラリアに対する治療効果が初めて確認されたのは、キニーネを含むキナノキの樹皮でした。マラリアの治療法としては、１９３０年代に化学的に合成されたクロロキンが使用されましたが、薬剤耐性や副作用が問題となっていました。その後、１９７０年代に中国のトゥ・ユウユウらによってクソニンジン（Artemisia annua）の葉から抽出されたアルテミシニンとクロロキンとの併用療法が有効であることが確認されました。

しかしながら、マラリアの感染者は、２０１６年には91ケ国で約2億人以上も確認されました。マラリアはヒトの感染に媒介物（蚊）が存在するため天然痘と異なり、ワクチンだけで根絶できないという困難さがあります（２０１７年ＷＨＯはイギリスのグラクソ・スミスクライン社が１９８７年に開発したマラリアワクチンの使用を承認）。

以上の感染症以外で、致死率が高い感染症として、黄熱、西ナイル熱、デング熱、ラッサ熱、コンゴ出血熱、日本脳炎などがありますが、いずれもウイルスが病原体です。これらのうち、ワクチンで予防可能なのは黄熱と日本脳炎です。特効薬は開発されていません。

このほか、致死率は高くありませんが、聞き慣れたウイルス性感染症として、ポリオ（急性灰白髄炎）、狂犬病、風疹、水痘（水ぼうそう）、流行性耳下腺炎（おたふく風邪、ムンプス）、帯状疱疹、性器ヘルペス、C型肝炎などがあります。帯状疱疹、性器ヘルペスおよびC型肝炎に対するワクチンはありませんが、抗ウイルス薬が開発・使用されています。これら以外に対してはワクチンで予防可能です。なお、ポリオの患者数は１９７４年に５０００万人前後でしたが、世界中で予防接種プログラムが実施されたおかげで、１９９４年には５００万人以下にまで減少しました。ＷＨＯは南北アメリカ地域（１９９４年）、西太平洋地域（２０００年）および東南アジア（２０１４年）でのポリオの根絶宣言を出しました。

以上のように、これまで公衆衛生環境の整備・改善、感染症に関する科学・医学の発展と医療技術の発達、医療施設や制度（感染症予防・対処法の制定も含む）の普及、食生活の改善など様々な感染症対策が行われてきましたが、人々は今なお感染症の脅威から逃れることができない状況にあります。

第二次世界大戦後は、熱帯林の開発・都市化が急速に進むとともに、大量・高速交通手段の発達により人々の国際交流が進む一方、東西冷戦体制の終結により、新たな内戦や大国による覇権主義的な政治・経済政策が顕著になりました。20世紀前半にインフルエンザのパンデミックが起こりましたが、20世紀後半からエイズ、エボラ出血熱、重症急性呼吸器症候群（ＳＡＲＳ）などの新興高病原性感染症が次々に大流行するようになりました。

その中でエイズは感染すると「免疫細胞（Ｔ細胞）が破壊され、免疫機能が徐々に弱まっていく」という極めて特異な病態の感染症です。健康な場合であれば心配のないウイルスや真菌（カビ）などの病原体により、日和見感染症、悪性腫瘍、結核などの合併症が引き起こされるようになります。エイズの病原体はヒト免疫不全ウイルス（ＨＩＶ）であることがリュック・モンタニエによって発見されました（1983年）。

さらに、HIVの感染・増殖の詳細なメカニズムが解明され、種々の抗HIV薬が開発されましたが、HIV陽性者に対して単剤投与すると薬剤耐性ウイルスが出現しやすいことが判明しました。そこで、3～4種類の抗HIV薬を併用投与するという「抗活性抗レトロウイルス療法HAART（Highly Active Antiretroviral Therapy）」が行われるようになった結果、エイズは「死の病」から「慢性病」となり患者の余命が劇的に伸びました。

とはいえ、全世界のエイズ患者数は、2018年時点で約4000万人も存在しています。特に深刻なのは、サハラ砂漠以南のアフリカ大陸の子供たちに感染者が多いことです。また、ワクチンも未開発です。エイズは、マラリア、結核とともに、これからも世界各国が協力して対策を進める必要があるとされている「世界三大感染症」の一つです。

ノーベル賞と感染症

感染症は人類の生存や社会と密接に関連していることがわかりましたが、感染症の発症原因や感染拡大の要因の究明、治療薬やワクチンの開発などにおいて、医学研究者や科学・技術者が重要な貢献をしたことは、感染症に関する研究課題でノーベル生理学・医学賞を受賞した人たちが多いことからもわかります（左記参照）。

１９０１年度　エミール・アドルフ・フォン・ベーリング…血清療法（特にジフテリアに対する）の研究
１９０２年度　ロナルド・ロス…マラリアの侵入機構とその治療法に関する研究
１９０５年度　ロベルト・コッホ…結核に関する研究と発見
１９０７年度　シャルル・ルイ・アルフォンス・ラヴラン…疾病の発生において原虫類の演ずる役割に関する研究
１９０８年度　パウル・エールリッヒ、イリヤ・メチニコフ…免疫に関する研究
１９２８年度　シャルル・ジュール・アンリ・ニコル…発疹チフスに関する研究
１９４５年度　アレクサンダー・フレミング、エルンスト・ボリス・チェーン、ハワード・フローリー…ペニシリンの発見、および種々の伝染病に対するその治療効果の発見
１９５１年度　マックス・タイラー…黄熱および治療法に関する発見
１９５２年度　セルマン・エイブラハム・ワクスマン…ストレプトマイシンの発見
１９５４年度　ジョン・フランクリン・エンダーズ、トーマス・バックル・ウェーラー、フレデリック・チャップマン・ロビンズ…種々の組織培地におけるポリオウイルス生育能の発見
１９８８年度　ガートルード・エリオン、ジェームス・ブラック、ジョージ・ヒッチングス…薬物療法における重要な原理の発見（ヘルペスウイルス感染症の治療薬アシクロビルを開発）
２００８年度　リュック・モンタニエ、フランソワーズ・バレ・シヌシ…ヒト免疫不全ウイルスの発見
２０１５年度　ト・ユウユウ…マラリアに対する新たな治療法に関する発見
２０２０年度　ハーベイ・オルター、マイケル・ホートン、チャールズ・ライス…C型ウイルスの発見

ウイルス感染症

20世紀末から今世紀にかけて大きな社会問題となった感染症としては、エイズ（AIDS：後天性免疫不全症候群）、重症急性呼吸器症候群（SARS）、C型肝炎、鳥インフルエンザ、新型豚インフルエンザ、エボラ出血熱などがありますが、これらはいずれも高病原性のウイルスによって発症する疾患です（表2）。現在世界中で感染拡大中の新型肺炎（COVID-19）もウイルスが病原体です。

ウイルスの特徴と種類

ウイルスは細菌（0・5〜10㎛）より小さい粒子（20〜250㎚）で、光学顕微鏡では見ることはできませんが、電子顕微鏡を用いると見ることができます。レーウエンフックの顕微鏡で多くの病原菌が見つかりましたが、天然痘や麻疹の正体が不明だったのはそのためでした。

発症年	感染症	原因ウイルス
1977	エボラ出血熱	エボラウイルス
1980	成人T細胞白血病	ヒトT細胞白血病ウイルス
1983	エイズ	ヒト免疫不全ウイルス
1989	C型肝炎	C型肝炎ウイルス
1997	鳥インフルエンザ	高病原性鳥インフルエンザウイルス
2002	重症急性呼吸器症候群	SARSコロナウイルス
2009	新型豚インフルエンザ	新型豚インフルエンザウイルス
2012	中東呼吸器症候群	MARSコロナウイルス
2014	エボラ出血熱	エボラウイルス
2019	新型肺炎	新型コロナウイルス

表2 近年問題となった主なウイルス感染症

　また、ウイルスのかたちやサイズはさまざまです。ウイルス粒子を形成している構造体は、保護タンパク質の殻（カプシド、capsid）に包まれたＤＮＡ（deoxyribonucleic acid）またはＲＮＡ（ribonucleic acid）のどちらか一方の核酸（ゲノム）から形成されています（ヌクレオカプシド、nucleocapsid）。ＤＮＡとＲＮＡは、リン酸、糖、塩基という三つのパーツが単位になってつながった高分子化合物です。三つのパーツのうち、リン酸は両者同じですが、糖はＤＮＡではデオキシリボースであるのに対し、ＲＮＡではリボースです。

　また、塩基の種類はＤＮＡでは、アデニン（A）、グアニン（G）、シトシン（C）、チミン（T）ですが、ＲＮＡでは、アデニン（A）、グアニン（G）、シトシン（C）、ウラシル（U）です。それぞれ4種の塩基から構成されますが、ＤＮＡのチミン（T）はＲＮＡではウラシル（U）である点が異なっています。さらに、ＤＮＡはらせん状にからまった二本鎖として存在するのに対し、ＲＮＡは一本鎖として存在しています。

　一方、ウイルスによってはヌクレオシドの外側に脂質二重膜より形成されているエンベロープ（envelope）を持つものがあります。このエンベロープ上にはウイルス糖タンパク質が突出しており、電子顕微鏡で観察するとトゲ状の突起として観察されることからスパイクと呼ばれることもあります。

　ウイルスにはタンパク質を合成するリボソームとエネルギーを産生するミトコンドリアが存在し

ていないので、他の生物のように自分自身で増殖することができません。それゆえ、ウイルスは、生物と無生物の中間の存在といえます。

ウイルスはヒトをはじめとしたあらゆる生物の細胞に感染し、その細胞（宿主細胞）内のタンパク質合成システムや代謝システムを利用して自身の子孫ウイルスを複製することができます。すなわち、ウイルスは生きた特定の細胞内に侵入（感染）後、自身の核酸（ウイルスゲノム）に組み込まれている遺伝情報に基づいて子孫ウイルスを複製（増殖）します。このような感染細胞（宿主細胞）内にある細胞成分を利用して増殖するという点は細菌と全く異なります。

DNAをもつウイルス（DNAウイルス）には、ヘルペスウイルス、アデノウイルス、B型肝炎ウイルスなどがあります。これらのうち、ヘルペスウイルスの仲間としては、単純ヘルペスウイルス1型（HSV-1）、2型（HSV-2）、水痘＝帯状疱疹ウイルス（VZV）、EBウイルス（EBV）、サイトメガロウイルス（CMV）などがあります。これらは、感染細胞中にウイルスゲノムがあるにもかかわらずウイルス粒子が産生されない潜伏感染により免疫を回避し、感染が終生持続することが特徴です。ストレスなどの刺激によりウイルス産生が引き起こされる「再活性化」によりウイルスが伝播します。

一方、RNAをもつウイルス（RNAウイルス）には、エイズウイルス（HIV）、インフルエンザウイルス、エボラウイルス、C型肝炎ウイルス、コロナウイルスなど近年大きな問題になったウイルスの他、ムンプス（流行性耳下腺炎、俗称 おたふくかぜ）ウイルスや麻疹（俗称 はしか）ウイルスのような馴染みのあるウイルスもあります。

第2章

インフルエンザウイルスの正体とパンデミック

インフルエンザウイルス

インフルエンザウイルスは、マイナス鎖1本鎖RNAをゲノムとして持つRNAウイルスで、A型、B型、C型の3型があります。形態としては、遺伝子とそれを包み込むタンパク質の殻がらせん体を形成し、その外側にエンベロープと呼ばれる膜構造物が存在しています。両者は毎年冬季に流行を繰り返すことから、季節性インフルエンザと呼ばれています。一方、C型は、子供に感染すると呼吸器症状が出るものの、大人の場合は感染しても軽症ですみます。

A型とB型のウイルスは、エンベロープ上に細胞への感染に重要な「血球凝集素（hemagglutinin＝HA）」及び細胞内で複製されたウイルス粒子を細胞から切り離す機能をもつ「ノイラミニダーゼ（neuraminidase＝NA）」の2種類の糖タンパク質がスパイク状に突出しています（図1）。

C型はHAとNAの機能を合わせもつ「血球凝集素・エステラーゼ融合糖タンパク質（HEF）」を有しています。また、ヌクレオカプシドの分節数は、A型とB型は8本であるのに対し、

C型では７本です。分節には、核タンパク質(nucleoprotein＝ＮＰ)及びＲＮＡを合成するＲＮＡポリメラーゼ(ＰＡ、ＦＢＩ、ＰＢ２の３種類のタンパク質で構成)が結合したＲＮＡタンパク質複合体(ribonucleoprotein＝ＲＮＰ)が含まれています。

これまで、しばしばパンデミックを起こして問題になったのはＡ型インフルエンザウイルス(ＩＦＶ―Ａ)です。ＩＦＶ―Ａには、ＨＡとＮＡにそれぞれ18種類及び11種類の亜型があります。さらに、ウイルス粒子の表面にはＭ２タンパク質も存在しています。Ｍ２はプロトンポンプ(水素イオンを濃度勾配に逆らって輸送する役割をもつイオンチャネルの一種)として働き、ウイルス内部の相対的な酸性度を調節しています。

感染・流行中に遺伝子がしばしば変異するの

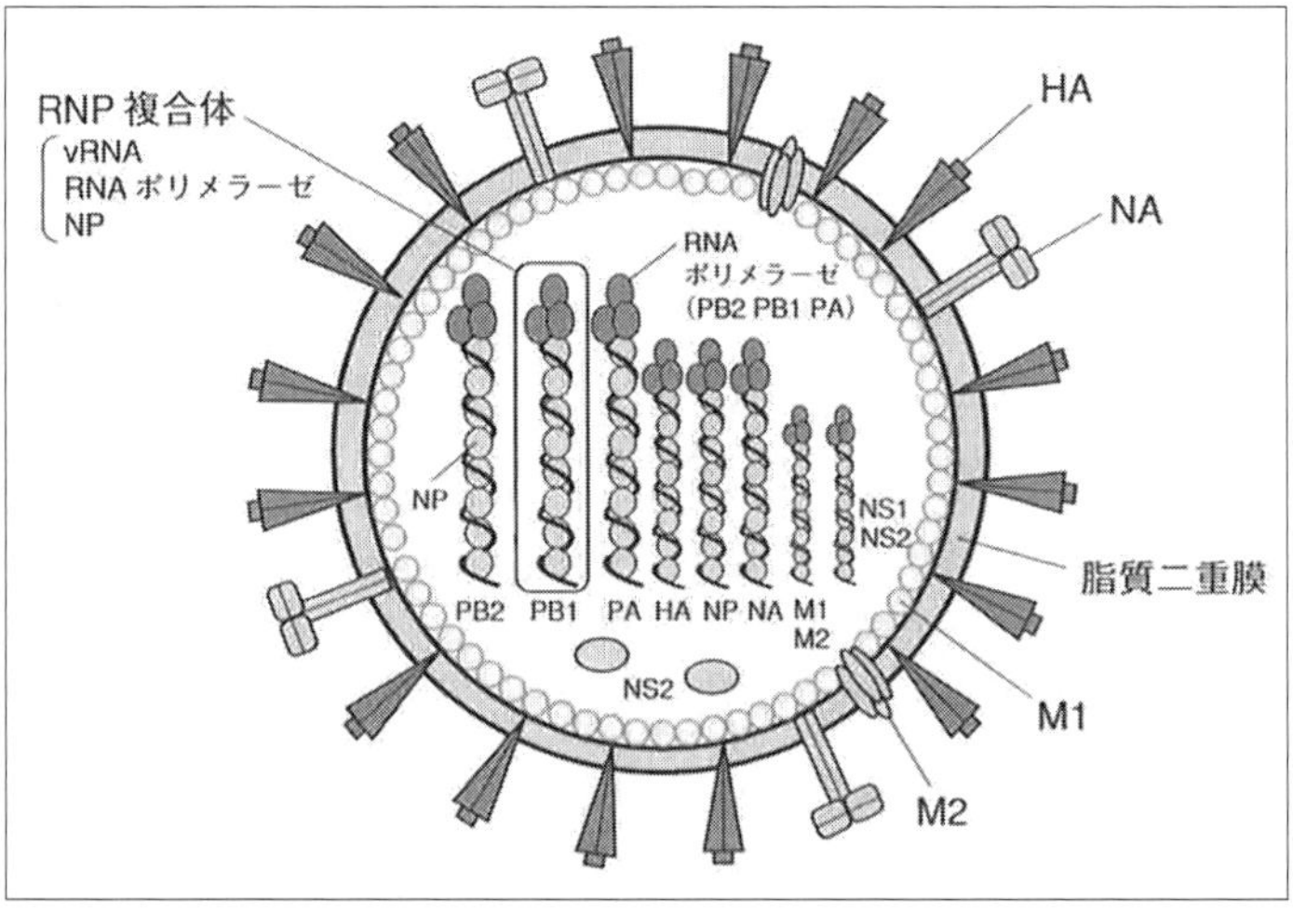

図１　インフルエンザウイルスの構造

はA型です。B型には亜型がないので変異しません。

ヒト社会で流行を繰り返しているIFV-Aには、3つのHA亜型（H1〜H3）と2つのNA亜型（N1、N2）が知られています。自然界では、IFV-Aはカモやガンなどの渡り鳥や家畜化されたニワトリ、アヒル、ガチョウなどのほか、ブタ、ウマ、ウシなどの哺乳類の家畜からも分離されています。IFV-Aが水鳥類に感染すると、腸管内で増殖し長期間にわたって体外へ排出されます。通常感染しても無症状ですが、ニワトリやブタなど他の動物への感染が繰り返されているうちに遺伝子が変異して強い毒性を示すものが現れることがあります。

前述のように、IFV-AのRNAは8つの分節に分かれています。複数の異なる種類のウイルスが1つの細胞に同時に感染すると、それぞれの分節が複製され、もとのウイルスとは異なる遺伝子を持つウイルスができます。この現象は「遺伝子再集合（リアソートメント）」と呼ばれていますが、これが鳥インフルエンザウイルスや新型豚インフルエンザウイルスの出現に関わったとされています。

歴史的には、インフルエンザは古代エジプト文明の頃からあったことが記録されています。16世紀、イタリアの占星術師たちは、この感染症は周期的に大流行し、感染拡大が数ヶ月で終息することから、原因は星や寒気の影響（influence）と考え、この病気を「インフルエンツァ（influenza）」と名付けました。その後、18世紀にイギリスで流行したときに「インフルエンザ、influenza」と英訳され世界的に使われるようになったようです。わが国では、平安時代に近畿地方で流行した「インフルエンザ」らしき感染症や江戸時代に全国的に発生した「悪性のかぜ症状を呈する病気」の流行に関する記録が残されています。この病気は「お七かぜ」「谷風」「お駒風」などと呼ばれていました。

インフルエンザのパンデミック

インフルエンザは18~19世紀に世界でかなりの頻度で流行した記録があります。特に1729年の流行はロシアからヨーロッパ全土に広がり、その後3年間にわたって世界中に拡散し、これらの地域の住民の三分の一が感染したといわれています。

世界の感染症の歴史において最大の悲劇を招いたのは、第一次世界大戦末期の1918年に発生したインフルエンザのパンデミックでした。このときのインフルエンザは「スペイン風邪」といわれていますが、スペインが流行の発生地ではありませんでした。当時、アメリカがヨーロッパへ派兵してイギリス兵、フランス兵と共同戦線を張っていましたが、その最中にインフルエンザに感染した兵士が帰国後各国で感染が広がりました。ところが、各国では戦時下の情報統制が成されていました。そのため、これらの国の国民はインフルエンザの恐ろしさを知らされず、無防備な状況に置かれていたので、爆発的に拡大したといわれています。

スペインは中立国の立場でしたので、政府は言論統制を行いませんでした。それゆえ、スペインのメディアは１９１８年5月までに国内で８００万人が罹っていたことを大きく報じました。「スペイン風邪」と呼ばれているのは、スペインのこの報道記事を読んだ各国政府がスペイン発の流行とみなしたことが理由のようです。国民の批判をそらすために実態（真実）を知らせず、そのために適切な対応が遅れる事態は、今回のコロナ禍に際しても存在しています。

なお、１９１８年〜１９２０年にパンデミックを起こしたＩＦＶ-Ａの亜型はＨ１Ｎ１で、世界人口18億人のうち5〜10億人が感染し、4千万〜5千万人が死亡したとされています。その後、１９５７年にアジアインフルエンザ（Ｈ２Ｎ２亜型）、１９６８年に香港インフルエンザ（Ｈ３Ｎ２亜型）、１９７７年にソ連かぜ（Ｈ１Ｎ１亜型）が発生しました。２００９年に大流行した新型豚インフルエンザ（Ｈ１Ｎ１亜型）は、遺伝子解析が行われた結果、ブタ由来、トリ由来、ヒト由来の異なるウイルスがブタに感染して遺伝子再集合を起こした結果、新型インフルエンザウイルスが出現し、このウイルスがヒトからヒトに効率よく感染するようになりパンデミックを引き起こしたことが判明しています。

一方、１９９７年に中国で流行した鳥インフルエンザは高病原性をもち、ヒトにも感染し、かなりの死者が出ましたが、このウイルスの亜型はＨ５Ｎ１でした。これまでに、ヒトへの感染が確認されているのは、Ｈ５Ｎ１亜型とＨ７Ｎ９亜型の2種類です。

インフルエンザウイルスの増殖過程

図2はウイルスの宿主細胞への感染後の子孫ウイルスの増殖過程を示したものです。ウイルスは宿主細胞の表面にある受容体の構成分子（シアル酸を末端に持つ糖タンパク質や糖脂質）に結合します（吸着）。吸着したウイルス粒子は「エンドサイトーシス」によって細胞内にまるごと取り込まれます（侵入）。細胞内に取り込まれたウイルス粒子は、宿主の細胞膜でできた「エンドソーム」という小胞の膜に囲まれており、宿主の細胞質成分とは隔絶されています。

インフルエンザウイルスのRNAは、RNAタンパク質複合体（RNP）として存在し、エンベロープに固定されていますが、ウイル

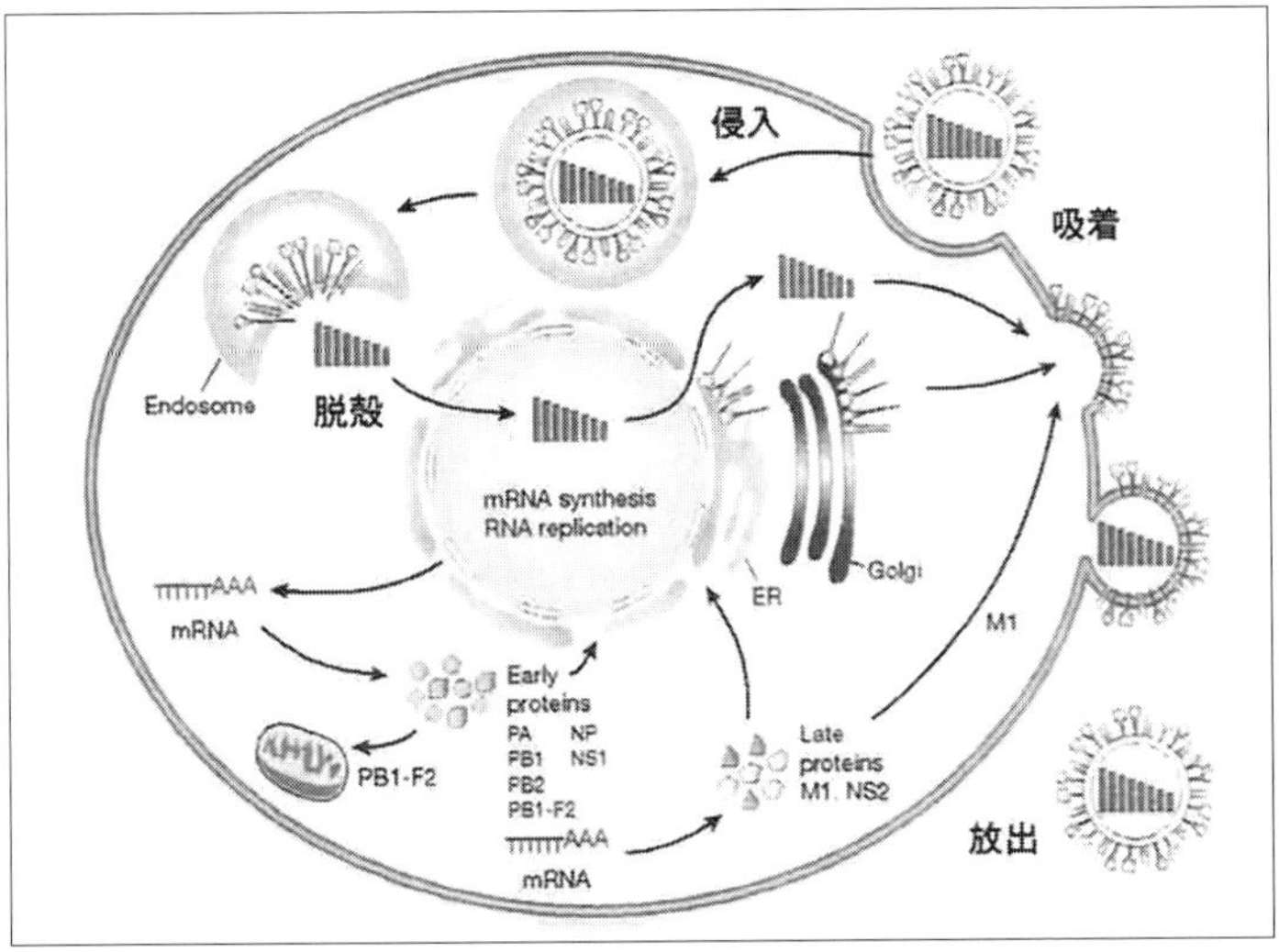

図2　インフルエンザウイルスの増殖過程

ス粒子がエンドソームに取り込まれると、Ｍ２タンパク質のイオンチャネルが活性化され、ウイルス粒子内が酸性になります。すると、ＨＡの立体構造が変化して、エンドソームとウイルスの外被膜が融合する結果、宿主の細胞質とウイルス粒子の内部がつながり、ウイルスのＲＮＰが細胞質に放出されます（脱殻）。ＲＮＰは、宿主の核の中に入り込んだ後、子孫ウイルスの増殖（複製）に必要な自身のＲＮＡやタンパク質（ウイルスの構造を担うタンパク質や酵素類）を合成します。

さらに細胞内の糖質や脂質などの生体分子が利用されてウイルス粒子が形成されます。新たに形成されたウイルス粒子は細胞内を移動し、細胞表面の受容体の先端にあるシアル酸に結合します。このような状態になると、細胞内で合成されたスパイクタンパク質（ＮＡ）がウイルス粒子を細胞膜から切り離します（放出）。細胞外に放出された子孫ウイルスは近くの未感染細胞に吸着・侵入し、そこでさらに増殖するので体内のウイルス量が急速に増えます（感染2、3日で最も多くなります）。

インフルエンザの臨床症状

インフルエンザはインフルエンザウイルスの飛沫感染によって拡がる気道疾患です。ウイルスが感染すると、1～3日間ほどの潜伏期間の後に、発熱、悪寒などの症状が現れ、これに続いて、上気道症状（咳嗽、咽頭痛、鼻汁）が出現します。季節性インフルエンザは約1週間で軽快しますが、一般的な風邪と比較して全身症状が強いのが特徴です。

なお、高齢者や呼吸器、循環器、腎臓に慢性疾患を持つ患者、糖尿病などの代謝疾患、がん患者などの高リスク患者では、季節性インフルエンザであっても、重症化し、死に至ることがあります。また、小児では、中耳炎の合併や熱性けいれんの誘発、異常行動や急性脳症が起こることが報告されています。これらの症状の発現は、ウイルスに対する私たちのからだの防御機能によるものです。

一方、H5N1鳥インフルエンザは、ヒトに感染すると、致死的な状態を呈します。高熱と上気道症状に続いて、急速に下気道症状が出現し、急性窮迫性呼吸症候群の臨床症状を呈するので、集中治療室（ICU）での治療が必要になりますが、致死率は60％に及びます。

インフルエンザの治療・予防　国内で臨床利用されている西洋薬

我が国でインフルエンザの治療を目的として利用されている医療用医薬品は、インフルエンザウイルスの増殖（酵素）阻害剤で、いずれも化学合成薬です。現在、一般に承認されている抗インフルエンザ薬には、オセルタミビル（タミフル）、ザナミビル（リレンザ）、ラニナミビル（イナビル）、ペラミビル（ラピアクタ）などのノイラミニダーゼ阻害薬とキャップ依存性エンドヌクレアーゼ選択的阻害薬であるバロキサビル（ゾフルーザ）があります。

近年、東（南）アジアを中心に、A型インフルエンザウイルスが変異して生じた高病原性のウイルス（H5N1亜型）により発症する鳥インフルエンザが流行しました。そこで、厚生労働省はそのパンデミックに備える目的で各医療機関に対してタミフルとリレンザの備蓄を要請・指示しています。

タミフルはスイスのロッシュ社が開発したものですが、我が国で発売が認可され、インフルエンザの感染者への処方が始まると、小児・未成年の患者さんに重篤な精神・神経症状が出るケースが多発しました。そのため、使用にあたっての警告・注意文書が添付されていました。ところが、その後、タミフルを服用していなかった場合でも同様の症状が出ることが確認されたことから、当初の添付文書が改訂されました（異常行動の発現に関する記載が削除）。また、タミフルがあまりにも多くの患者さんに処方されたことから服用しても効果が弱くなった「薬剤耐性ウイルス」が分離・確認されました。

ちなみに、タミフルと作用機序が異なる新しいタイプの抗インフルエンザ薬として2018年に開発・承認されたゾフルーザは使用後まもなく薬剤耐性ウイルスが出現してしまいました。従来の「ウイルスの増殖に関与する酵素を標的にした化学合成薬」の問題が露呈したといえます。

なお、抗ウイルス薬には、抗生物質のように病原体を死滅させる作用はありません。また、インフルエンザウイルスが感染して3日以上経ってから抗ウイルス薬を服用した場合には効果が弱いため症状が長く続くことになります。なぜなら、これらは、感染後に細胞内で複製されるウイルスの量を減らすものの、ウイルス感染によって壊された生体の機能を修復するはたらきがないからです。また、抗菌作用を有する抗生物質を服用しても効果がないのは当然です。さらに、消炎解熱作用薬を服用した場合、からだの免疫反応が抑えられる結果、病状の回復がますます遅れることになるので注意すべきです。

東洋医学で使用される漢方薬

東洋医学で使用される漢方薬の大半は、複数の生薬が配合された「方剤」で、患者の体質・徴候の初見や自覚症状などを総合して診断される「証」に基づいて処方されます。したがって、受診時の患者の「証」は刻々変わりますので、実際に使用される方剤は様々です。初期には「病邪（ウイルス）」が体表にあると考えられており、首筋が凝ったり、関節痛や筋肉痛が見られるので、この時期には、発汗、発熱を促し、風寒を発散させる「麻黄湯」や「葛根湯」などが処方されます。ただし、高齢者や胃腸の弱い方には、「桂枝湯」が用いられます。なお、症状が長引くと、体力が徐々に低下し、病邪も表（体表）から裏（肺や消化管）に入ってきますので、この頃には「小柴胡湯」や「柴胡桂枝湯」などの炎症を抑える処方が行われます。以上のように、西洋薬はウイルスを標的にしてその増殖を抑える作用を持つのに対し、漢方薬は患者の体力を考慮に入れて、その改善・回復を図る作用を持つという違いがあります。

ワクチン

インフルエンザウイルスの感染予防を目的としたワクチンの接種が推奨されています。しかしながら、前述のようにウイルスの遺伝子が変異することがあるので、その年に変異したウイルスが感染拡大する場合には、ワクチンの製造が間に合わないという問題があります。

ちなみに、現在我が国で使用されているワクチンは、A型2種類（H1N1、H3N2）とB型2種類（山形系統、ビクトリア系統）のHAタンパク質を混合した成分ワクチンです。なお、ワクチン接種は生体の免疫機構を働かせてHAタンパク質をターゲットとした抗体を血清中に産生することを目的としたものです。しかし、免疫力が低下している人たちは、抗体産生機能が弱い上、ワクチンは体内に存在しない「異物」なので副作用が発現する可能性もあります。

したがって、インフルエンザが流行し始めた場合、うがい、手洗い、マスクの着用を心がけるとともに、免疫力が低下しないように、適度に運動や休養の時間を確保し、食事の内容にも留意した生活を送ることが重要です。

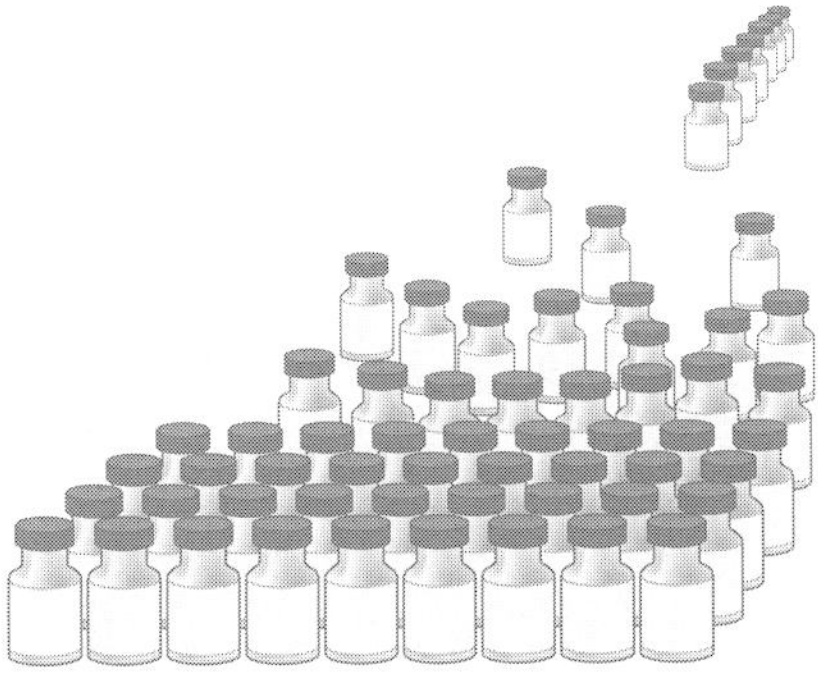

新型コロナウイルス感染症のパンデミックと問題点

コロナウイルスの種類と特徴

コロナウイルス（CoV）は哺乳類や鳥類に感染するウイルスです。分類学的には、エンベロープを持つRNAウイルスの一種です。エンベロープ上にコロナ（王冠）のようなタンパク質の突起を持っていることが特徴です（図3）。「コロナウイルス」の名前はこれに由来しています。

ウイルス粒子の表面にはスパイク（S）タンパク質が突き出ています。また、エンベロープには、膜（M）タンパク質とエンベロープ（E）タンパク質が存在します。ゲノムRNAは、エンベロープに囲まれて存在し、それに核（N）タンパク質が結合してらせん状のヌクレオカプシドを形成しています。ゲノムはプラス鎖一本鎖RNAです。Nタンパク質は、ゲノムRNAの複製、mRNA合成や翻訳に関与すると考えられています。一方、Sタンパク質は、ウイルスの受容体との結合や細胞内侵入などの機能を担っています。

ヒトに日常的に感染するヒトコロナウイルス（HCoV）は4種類（HCoV-229E、HCoV-N

L63、HCoV−HKU1、HCoV−OC43）が知られています。これらは、上気道に感染して風邪の症状を引き起こします。冬季に流行のピークが見られ、大半の人は子供のうちに感染を経験していると思われます。感染者の多くは軽症ですみますが、高熱が出る場合もあります。

「重症急性呼吸器症候群（severe acute respiratory syndrome ＝ＳＡＲＳ）」と呼ばれているＣｏＶ感染症が２００２年に中国広東省で発生し、その後、30を超える国や地域に感染が拡大しました。感染者は重篤な肺炎症状を示し、致死率は９・６％（感染者８０６９人、死者７７５人、２００３年12月時点のＷＨＯの報告）でした。なお、ＳＡＲＳの病原体はコウモリ由来のＣｏＶでした。

その後、２０１２年に中東において中東呼吸器症候群（middle east respiratory syndrome ＝ＭＥＲＳ）というヒトコブラクダ由来のウイルス感染症が発生しました。ＭＥＲＳは27カ国で流行し、感染者は２４９４人（そのうち死者は８５８人、致死率34・４％）だったとの報告があります（ＷＨＯ、２０１９年11月30日時点）。

ＳＡＲＳとＭＥＲＳの致死率が高かったことから、病原体としての

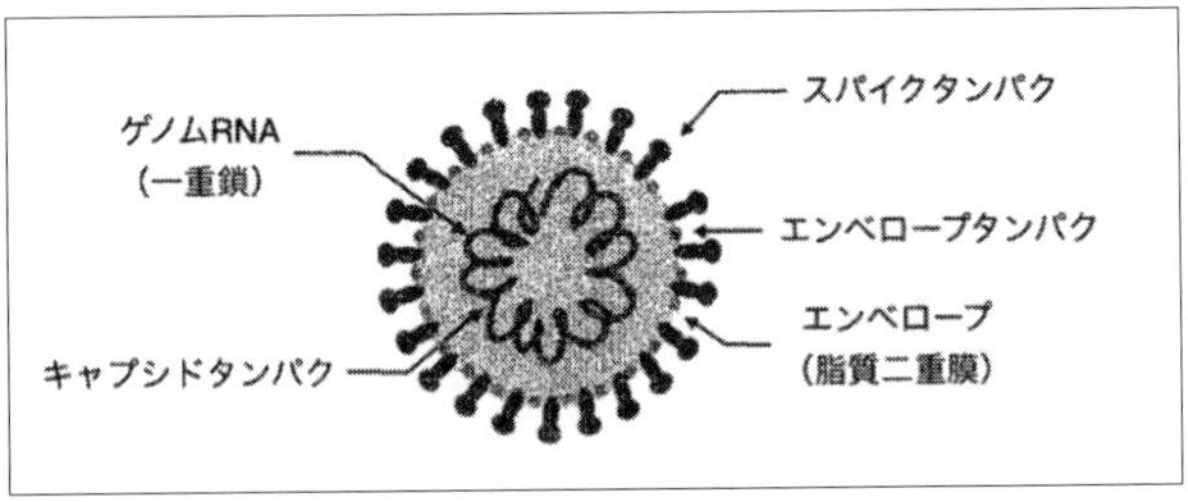

図３　コロナウイルスの構造

ＣｏＶに対する認識が大きく変わりました。

新型コロナウイルス感染症（ＣＯＶＩＤ－19）

今回のパンデミックを引き起こしたＣＯＶＩＤ－19の原因ウイルス（新型コロナウイルス、ＳＡＲＳ－ＣｏＶ－２）は、ＳＡＲＳおよびＭＥＲＳの原因ウイルスと同様に重篤な肺炎を発症させるウイルスです。ＣＯＶＩＤ－19には、わが国では４月の「第一波」、７～８月の「第二波」に続いて、11月初旬から「第三波」の感染拡大の波が起こっています。

ＣＯＶＩＤ－19の臨床症状

ＳＡＲＳ－ＣｏＶ－２の潜伏期間は14日以内であり、多くの症例は感染してから概ね５日で発症します。症状としては、風邪やインフルエンザなどでもみられる発熱、喉の痛み、咳、筋肉痛、寒気や悪寒、倦怠感などが報告されています。また、嗅覚や味覚の異常を感じることがよくあります。コロナウイルスは嗅覚上皮細胞を通して中枢神経系に侵入し、終脳前端部分にある球状の組織である「嗅球」内から増殖することが報告されています。嗅覚上皮細胞は、ＳＡＲＳ－ＣｏＶ－２の受容体であるＡＣＥ－２の発現が呼吸器系で最も多い細胞でもあるので、嗅覚や味覚異常が現れるのは理にかなっています。その他の症状として、４日以上の経過後に高熱、胸部不快感、呼吸困難などが出現し、肺炎へ進展する重症例があります。これらの重症化は60歳以上の高齢者や基礎疾患（心疾患、糖尿病、悪性腫瘍、慢性呼吸器疾患など）がある人に起こりやすく、致死率も高いことが報告されています。

さらに、重症患者の中には、肺、腸、肝臓、腎臓などの微小血管に血栓が認められたケースが多いとの報告もあります。これは、「サイトカインストーム」と呼ばれる免疫的攻撃です。ウイルスの侵入によって分泌されたサイトカイン（免疫や炎症を調節するタンパク質で、他の細胞に命令を伝える機能を持つ）が増えすぎて嵐（ストーム）のように暴走すると、正常な細胞も攻撃してしまいます。サイトカインストームが起きると、血管が傷つき炎症を起こすので血栓ができやすくなります。

一方、健康な若い人でも重症化した例がありますが、この場合は、喫煙や肥満などが関係しているといわれています。他方、症状が出ても、咳や発熱など軽めの症状のみで回復する人や、無症状の病原体保有者が多いことも判明しています。ＷＨＯでは、およそ80％程度の人が病院での治療を必要とせずに回復するとしています。しかし、ＣＯＶＩＤ−19は、発症前の無症状の時期でも周囲の人へ感染させるリスクが高いことが特徴です。なお、発症しない無症状の人からの感染の実態については、まだわかっていないのが実情です。

コロナウイルス（CoV）の増殖過程

ＣｏＶが感染する場合には、まず、Ｓタンパク質が宿主の細胞表面にある受容体（レセプター）に結合します（吸着）。すると、ウイルスはエンドサイトーシスにより細胞内に取り込まれます（侵入）。受容体としては、ＡＣＥ−２（angiotensin converting enzyme 2）、ＡＰＮ（aminopeptidase N）などの分子が利用されます。ただし、ＭＥＲＳウイルスはＡＣＥ−２とは異なり、ＤＰＰ４（dipeptidyl peptidase 4）を受容体として利用することが報告されています。

細胞内へ取り込まれたウイルス粒子は、宿主のエンドソームに囲まれた状態になりますが、自分の外皮膜はカテプシンなどのプロテアーゼにより切断を受け、エンドソームと膜融合します。その後、インフルエンザの場合と同じようにウイルスのＲＮＡタンパク質複合体（ＲＮＰ）が細胞質内に放出されます（脱殻）。

さらに、ＲＮＰが核内に移行し、ウイルスゲノムＲＮＡに記録されている遺伝情報に基づいて子孫ウイルスの複製に必要なタンパク質が合成されます（合成）。なお、前述のように、コロナウイルスのゲノムはプラス鎖一本鎖ＲＮＡで、インフルエンザウイルスのゲノムＲＮＡ（マイナス鎖一本鎖ＲＮＡ）と異なるので、子孫ウイルスの複製に必要な種々のタンパク質の合成における遺伝情報伝達プロセスも異なっています。

すなわち、インフルエンザウイルスの場合は、ゲノムＲＮＡはウイルスのＲＮＡ依存性ＲＮＡポリメラーゼ（ＲｄＲｐ）がｍＲＮＡを合成する際に相補鎖として機能します。ウイルスゲノムの複製の際、ＲｄＲｐはプラス鎖のアンチゲノムを合成し、それを鋳型としてマイナス鎖のＲＮＡゲノムが合成されます。これに対し、コロナウイルスの場合は、プラス鎖一本鎖ＲＮＡウイルスのゲノムはそれ自身が伝令ＲＮＡ（ｔＲＮＡ）としても働き、宿主細胞中でタンパク質に翻訳されます。

次いで、ウイルス粒子が形成され、その中にウイルスゲノムが取り込まれます。ウイルス粒子が出芽すると、エクソサイトーシスにより細胞外に放出されます（放出）。なお、この放出様式はインフルエンザウイルスの場合と全く異なります（図4）。

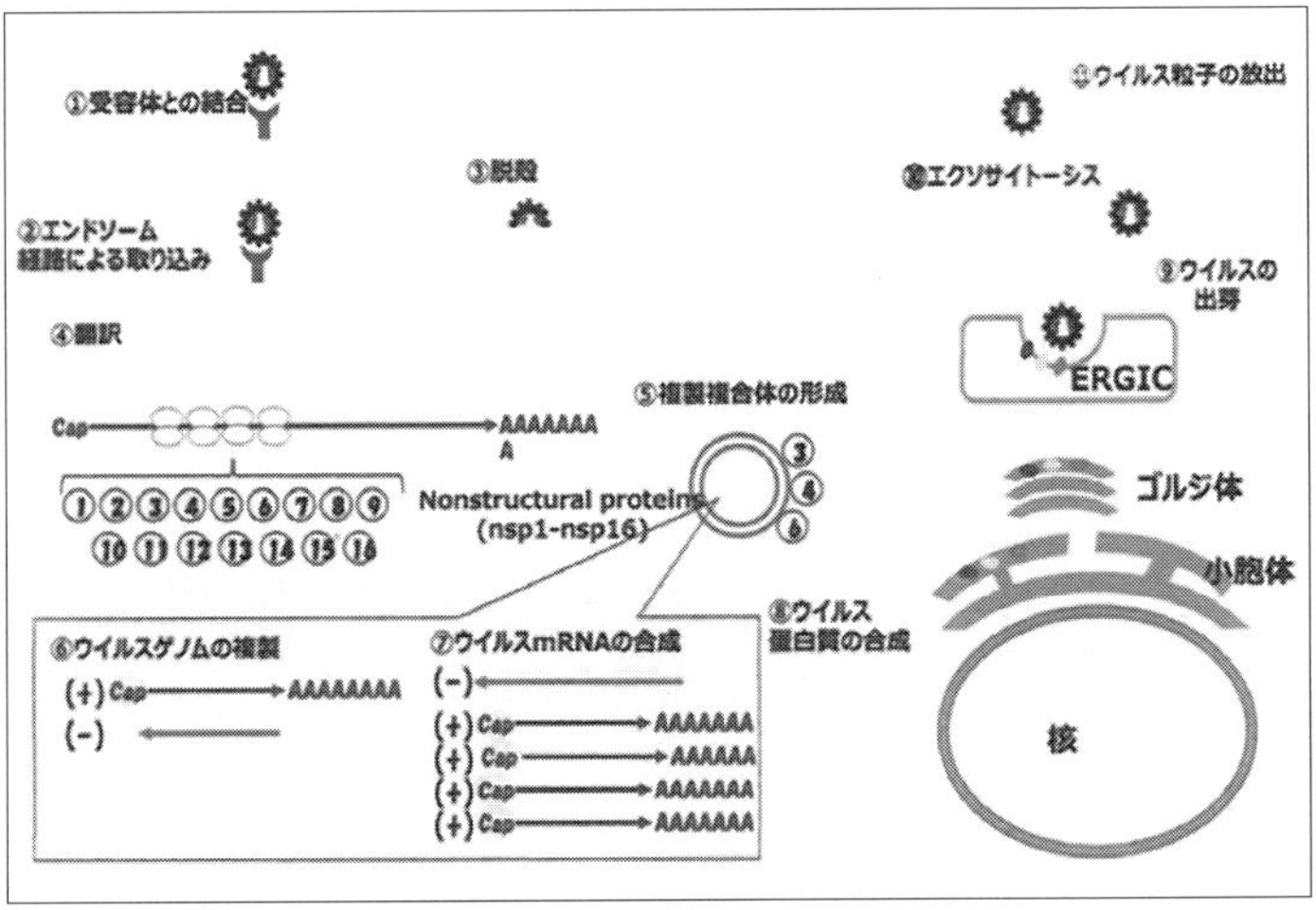

図４　コロナウイルスの増殖過程

新型コロナウイルス感染症（COVID－19）

今回のパンデミックを引き起こしたCOVID－19の原因ウイルス（新型コロナウイルス、SARS－CoV－2）は、SARSおよびMERSの原因ウイルスと同様に重篤な肺炎を発症させるウイルスです。COVID－19には、わが国では4月の「第一波」、7～8月の「第二波」に続いて、11月初旬から「第三波」の感染拡大の波が起こっていて、12月中旬以降益々厳しい事態が続いています（国内の感染者30万4189人、死者4276人、1月13日時点）（図5）。世界の感染者は9162万人（死者は196万人）と報告されています。

COVID－19の診断と治療

COVID－19の感染の有無の判定にはPCR検査

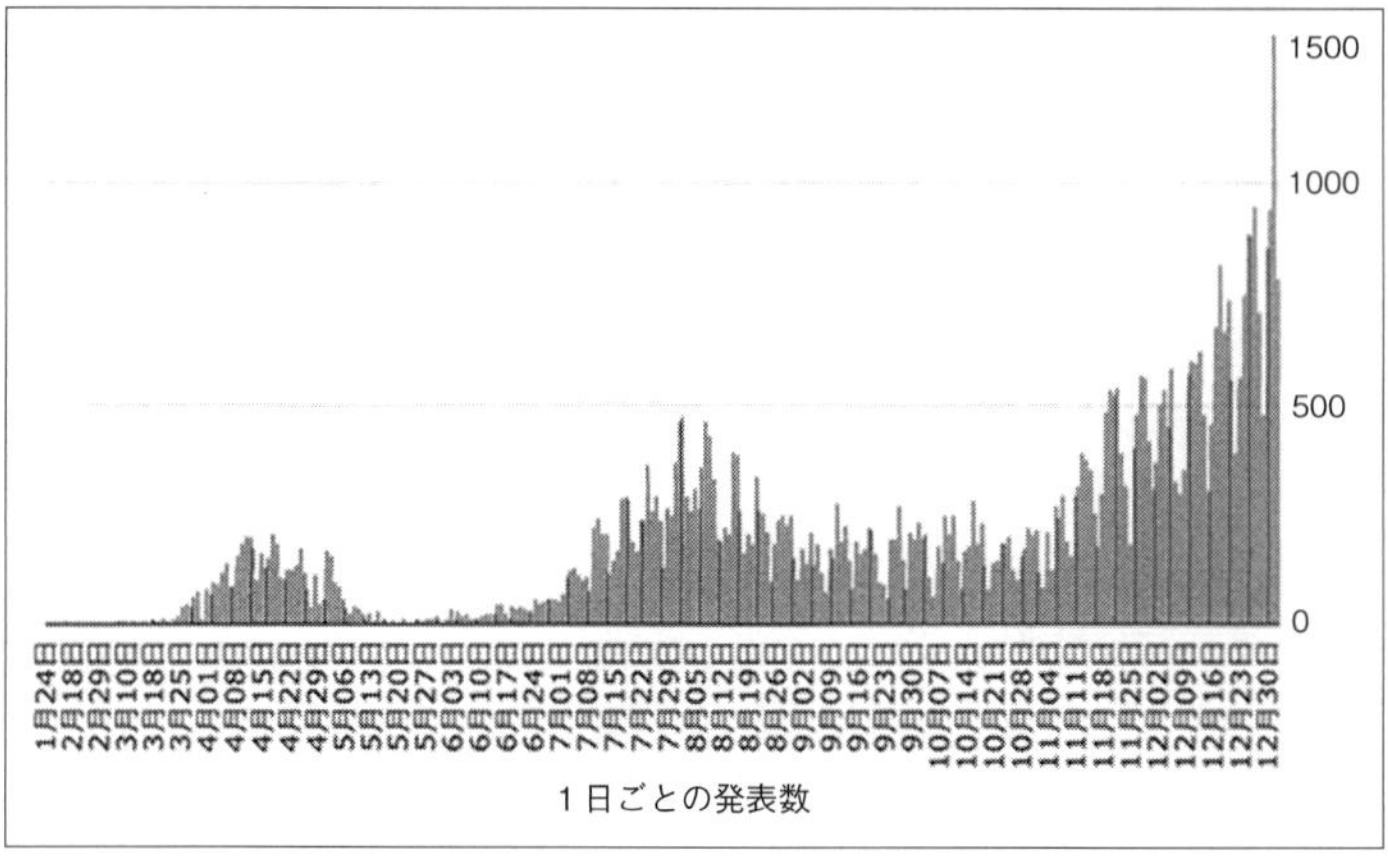

図5　東京都内の感染者数の推移

が一般的に行われています。ＷＨＯは初回のＰＣＲ検査が陰性であってもなお強く疑われる場合には、繰り返し複数の検体を採取し、検査することを推奨しています。

我が国では、２０２０年3月6日からＰＣＲ検査が保険適用となりました。また、ＣＯＶＩＤ−19は肺の炎症が顕著であることから胸部レントゲン検査、胸部ＣＴ撮影や血液検査（白血球や血小板の量など）などにより診断されます。確定診断されれば、感染症指定医療機関の感染症病床に入院することになります。入院後は適切な感染対策を行いながら、他疾患の薬物療法で使用されたことがある薬剤の試験的投与、人工呼吸器管理、腎代替療法、ＥＣＭＯ（体外式膜型人工肺、extracorporeal membrane oxygenation）による治療などが行われています。

インフルエンザの薬物治療においては、タミフルなどの抗ウイルス薬が一般に広く使用されていますが、ＣＯＶＩＤ−19に対しては特効薬がありません。そこで、レムデビシルとデキサメタゾンが特例的に承認されました。ただし、これらの投与対象は重症患者に限定されています。

２０２０年レムデビシルは、米国ギリアド社がエボラ出血熱を対象に開発を進めていた点滴静注薬で、ウイルスのＲＮＡポリメラーゼを阻害する作用を有するものです。また、デキサメタゾンは、１９６０年代から使用されてきたステロイド薬で、抗炎症作用、抗アレルギー作用、免疫抑制作用などの作用があります。

なお、前述のように、これまで多数のＣＯＶＩＤ−19患者に使用して安全性や有効性が立証された治療薬やワクチンはまだ開発されていません。現在、世界的な開発競争が進行中です。

日本政府は、今回のＣＯＶＩＤ-19対策の一つとして、ＲＮＡポリメラーゼ阻害作用を有する新しい抗インフルエンザ薬として開発されていた化学合成薬（ファラピピラビル、商品名アビガン）を特例的に承認する目的で、緊急経済対策の中にアビガンの製造・量産のための費用を予算措置し、開発企業と観察研究や臨床試験に協力的な医療機関に配分しました。アビガンは、動物実験の段階で重大な副作用（催奇形性）が確認されていたにもかかわらず承認されたものですが、承認後もその使用が厳しく制限され、一般には使用されていませんでした。この背景には、催奇形性が問題となった「サリドマイド（催眠鎮静薬）」が我が国の歴史に残る重大な薬害事件となり損害賠償訴訟にもなったことがあると思われます。薬害オンブズパースン会議は２０２０年5月1日に厚労大臣宛に慎重な対応を求める意見書を提出しています。

その後、アビガンの観察研究を実施してきた藤田医科大は、全国の患者２１５８人に使った途中段階の結果によれば、アビガンを服用した軽症者の約9割が回復し、重篤な副作用は確認されていないものの、発症者の8割はアビガンを服用しなくても軽症のまま治癒したことから、薬の効果があったといえるのか、検証は難しいと発表しました（２０２０年5月26日）。なお、２０１４年に西アフリカを中心にエボラ出血熱が感染拡大した際に、レムデビシルと同じ作用機序をもつアビガンも注目され、ヨーロッパの医療機関によって臨床試験が行われましたが、有効性は確認されませんでした。

また、２０２０年12月21日付けの朝日新聞によれば、医薬品の審査を行う独立行政法人「医薬品医療機器総合機構」は、「富士フィルム富山化学が申請したアビガンの臨床試験（治験）の結果」については「統計的に有意な差が認められたとの結果を否定することはできない」としつつも、医師側がどの人がアビガンを飲んでいるかを知っている「単盲検」の手法で実施したことなどを挙げ、「得られた結果の臨床的意義に疑義が残る」として、判断が困難としました。

アビガンは、子孫ウイルスの複製段階に関与しているＲＮＡポリメラーゼを阻害するとされていますが、感染細胞内のＲＮＡポリメラーゼのみを阻害すると断定することはできません。というのは、ＲＮＡポリメラーゼは、私たちの体内で重要な生理機能を担っている種々のタンパク質（抗体など）の合成に関与しているからです。

アビガンを服用すれば、ＳＡＲＳ−ＣｏＶ−２の増殖が抑えられるので、感染細胞内で複製されるウイルス量が減ることになり、結果として症状がある程度改善する可能性はあります。しかし、緊急対応としてのアビガンの観察研究や臨床研究の期間は短い上、患者数が限定されているので、実施期間内に新たに重篤な副作用の発現が確認される可能性は少ないと思われます。もし、今後、特例承認され、一般に広く使用されるようになれば、想定外の様々な副作用が発現する危険性は十分あります。

ところで、動物実験や臨床試験の際に投与後の抗体産生に及ぼす作用が検証されたことがなかったことは、再感染後の対応を考える上で大変危惧されます。それゆえ、臨床試験時にアビガン服用前後の抗体産生量を比較することは、再感染後の対応策を検討する上で重要なことではないでしょうか。

なお、第8章で紹介しますが、著者らは『ネギ、メカブおよびヒトエグサに含まれている食物繊維のインフルエンザに対する有用性に関する研究』を実施し、その際に、タミフルとの比較試験を行ってみました。その結果、タミフルの投与により肺や気道粘膜におけるウイルス量は著しく減少しましたが、抗体の産生量も低下するという知見が得られました。タミフルは、インフルエンザウイルス粒子自身がもっているノイラミニダーゼ（NA）を阻害する作用を有することが有効性を示す根拠とされています。しかしながら、著者らの研究結果は、タミフルは「抗体産生に関与している酵素に対しても阻害作用を示した可能性」を示唆しています。

AIによるCOVID-19に関連する研究論文の解析

NHKは世界中で公表されたSARS-CoV-2に関係する研究論文20万本をAI（人工知能）に学習させて分析した結果を報告しました（2020年11月8日）。その内容の一部を以下に示します。

1、冬場の感染拡大のリスク

・低温で湿度が低くなるのでウイルスの生存期間が長くなります

・日照時間が短くなり、体内で作られるビタミンDの量が低下します

2、感染者に観察された主な症状

・目の充血、咳、発熱、息苦しさ、肺炎、味覚・嗅覚障害、呼吸困難、脳梗塞、心不全、肝不全、腎不全、足の壊死など

3、回復後も長期間にわたって続く症状

・抜け毛、ブレインフォグ（脳の霧）、めまい、呼吸困難、嗅覚障害、倦怠感など

※これらの後遺症が続く患者の8割は女性、平均年齢は44歳

4、重症化・後遺症の原因

・SARS–CoV–2が細胞に侵入する際に結合するACE–2は肺だけでなく、血管、脳、肝臓、腎臓など全身に広く分布しているので、サイトカインストームが起きて、それぞれの臓器で炎症が引き起こされます

5、感染予防対策

・消毒、加湿器の利用（湿度40～60%）、換気と床・テーブルの清掃・消毒、マスクの着用（ウイルス量を減らす、鼻腔内を温めるので免疫力の低下を防ぐ）、紫外線（222nm）（皮膚の奥まで届かないので害がない、ウイルスに照射すると10秒で88・5%が減少）

ＡＩによる解析は、確かにＣＯＶＩＤ－19の発症機序の解明やＳＡＲＳ－ＣｏＶ－２の感染予防対策を考える上では極めて重要なヒントを与えてくれます。しかしながら、今回の解析では、私たちのからだにそなわっている自然治癒力を食べ物によって高めるような研究例は紹介されませんでした。世界の最先端の研究者の関心が少ないのは残念です。

なお、現在、新たに開発され、特例的に承認・使用され始めたＳＡＲＳ－ＣｏＶ－２に対するワクチンが注目されていますが、いずれも生体にとっては「異物」なので、想定外の有害作用の出現が危惧されます。特に、世界各地でＳＡＲＳ－ＣｏＶ－２の変異株が確認されているだけに慎重な対応が求められます。

ＣＯＶＩＤ－19の感染拡大の現状と経済的、精神的影響

国内のＣＯＶＩＤ－19の新たな感染者数は２０２０年12月中旬から急激に多くなり、それにともない、重症者数も増加しています。そのため、各地の医療施設の病床は逼迫し、医療崩壊が現実化しつつある非常事態となっています。加えて、政府が科学的根拠や見通しが不明確な経済対策を優先させるあまり、コロナ対策が後手後手になっています。

長引くＣＯＶＩＤ－19による非常事態の発生は、非正規雇用の労働者・失業者・アルバイト学生を含む低所得者や営業・イベントの自粛要請により大幅な赤字が要因で廃業・倒産した企業や関係

者らに、かってない深刻な経済的・精神的ダメージを与えています。

他方、オンライン会議・講義やテレワークの推奨・実施は、在宅生活となるので、家族間のトラブルを起こし、新たなストレスとなっていることが報告されています。非常事態宣言後に自殺者が増えている要因と考えられます。人と人が直接対面することで得られる信頼感、安心感など免疫力がアップする効果が低下すると推測されるので、そのような機会を増やすことは健康面から考えても決して良い対応策とは思えません。

今後もさらに感染拡大が継続するとすれば、例年インフルエンザが流行する時期にどのような状況になるのか不明です。ただ、国内のインフルエンザの感染者は例年になく少ないようです。

両者はいずれも飛沫感染や接触感染によって感染拡大することが明らかになっています。それゆえ、どのような状況になっても、手洗いや手指の消毒、マスクの着用、加湿器や暖房器具の利用による室内の湿度・温度の調節、換気などのほか「三密」を避けるなどの配慮をすることはウイルス感染症を予防する上で重要です。

本書の第８章で紹介する「食物繊維含有食材のウイルス感染症予防効果」は、今後のウイルス感染症対策として有用と思いますので参考にしていただければ幸いです。

免疫系の役割とその調節機構

免疫反応は、「自己」と「非自己（異物）」を識別して「自己」を守るために発現するからだの生理現象と捉えることができます。免疫反応には、①からだに感染・侵入した病原体を排除・不活化するために起こる「感染防御反応」、②花粉やダニなどの環境物質や食品・医薬品などによって起こる「アレルギー」、③臓器移植時に発現する「拒絶反応」、および、④自己」と「非自己」の識別ができなくなった場合に自己の組織や細胞までを排除しようとする「自己免疫反応」などがあります。

感染防御反応

ウイルスなどの病原体がからだに侵入し、増殖しようとすると、それを排除・処理し、からだを守るための〝感染防御反応〟が働き始めます。この感染防御反応は「免疫（immunity）」と呼ばれていますが、これには「自然免疫」と「獲得免疫」があります。自然免疫は体内に侵入したウイルスなどの異物を非特異的に分解・処理してしまう作用で、マクロファージ、樹状細胞、好中球などの食細胞や感染細胞殺傷作用をもつナチュラルキラー（ＮＫ）細胞が関与しています。一方、獲得免疫は自然免疫系の力で十分に対応できない場合に、病原体（抗原）に特異的に結合して不活化させる「抗体」の産生・誘導に関与するＴ細胞（T cell）やＢ細胞（B cell）などによる作用です（図６）。

自然免疫

私たちのからだの表面は、皮膚と粘膜上皮細胞におおわれており、異物の体内侵入を防ぐためのバリアーとなっています。粘膜は上皮細胞が分泌する粘液によっていつも湿った状態に保たれていますが、これは外部から入り込んだ異物を流しだすのに役立っています。ウイルス感染によって発症するインフルエンザやＣＯＶＩ

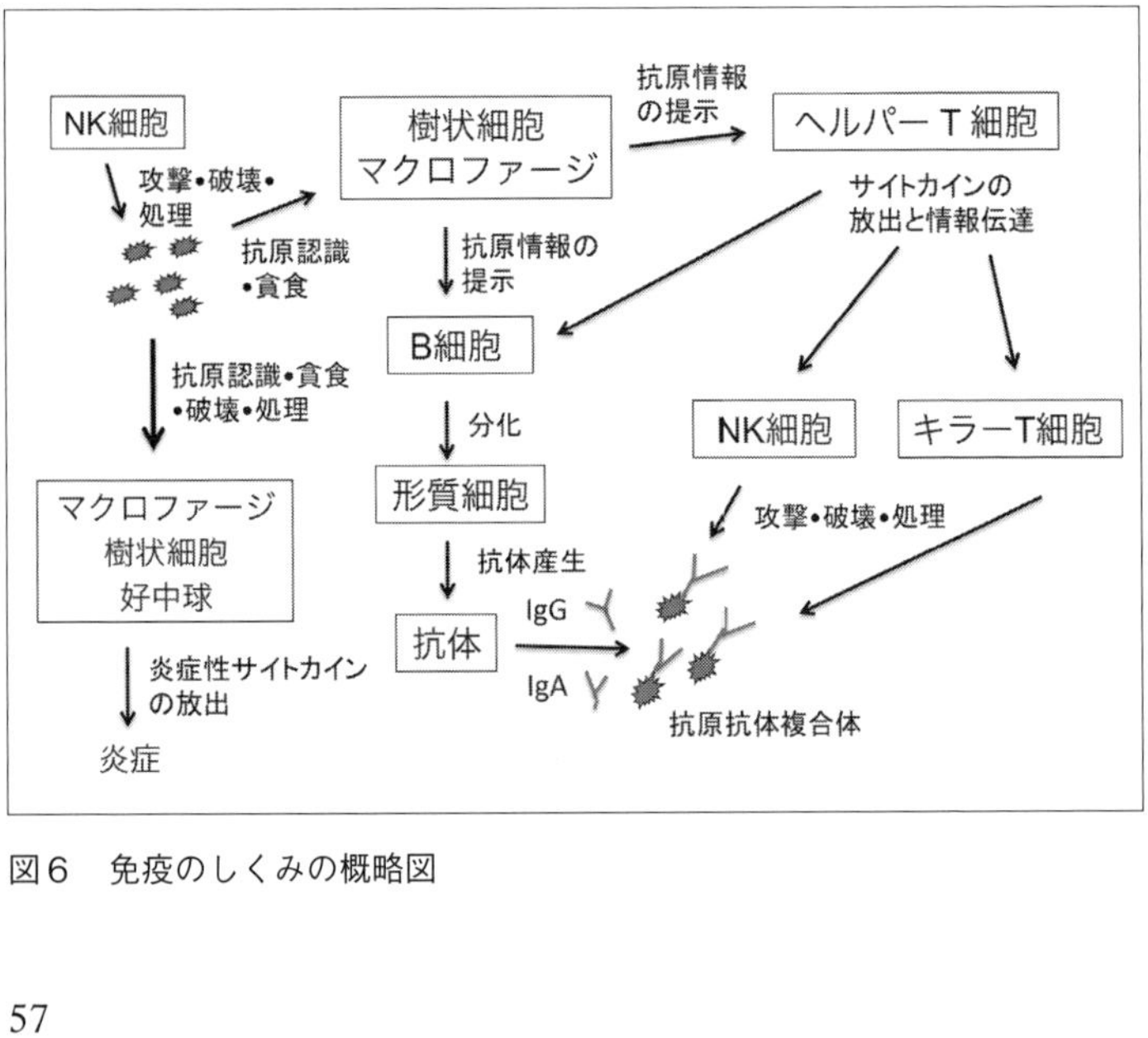

図６　免疫のしくみの概略図

D−19にかかった時にでる咳やくしゃみは、気管支に侵入してきたウイルスを体外に排出しようとする反応です。また、痰がでるのは、呼吸器粘膜が粘液を分泌して異物をからめとり、上皮細胞の線毛運動によりそれを排出しようとして起こる生理的な反応です。

ウイルスがバリアーを突破して体内に侵入すると、直ちにマクロファージなどの食細胞が活動を始めます。食細胞は、ウイルスを細胞内へ取り込む（貪食する）と、炎症性サイトカイン類を産生・放出します。サイトカインは細胞間で情報を伝えあう情報伝達物質のことで、インターロイキン（IL）、インターフェロン（IFN）、腫瘍壊死因子（TNF）などがあります。

マクロファージから放出されたIL−1βやTNF−αなどの炎症性サイトカインは感染局所の血管内皮細胞に作用して「血管拡張」、「血流増加」、「高分子タンパク質の透過性亢進」などを引き起こすとともに、好中球の血管外への浸潤を助けます。その結果、局所的な「発熱・発赤・疼痛・（炎症の四徴）」が起こります。また、発熱・食欲不振・傾眠・易疲労感などの全身的な症状もでてきますが、これらの症状は急性期反応と呼ばれる重要な生体防御反応で、IL−1β、TNF−αやIFN−γなどのサイトカインの作用によるものです。一方、ウイルスが感染すると、NK細胞がこれを見つけ出し、ウイルスに感染した細胞自身を破壊・処理します。このような一連の働きが「自然免疫」です。

獲得免疫

私たちのからだが健康であれば、自然免疫によって感染ウイルスが処理・排除されるので軽度の症状で済みます。しかし、感染ウイルスが自然免疫力に打ち勝ったり、自然免疫を回避したりすると、感染細胞内で子孫ウイルスの複製が開始され、体内のウイルス量が増えます。このような事態になると、抗原特異的な獲得免疫が働きはじめます。前述のように、獲得免疫は、生体内に侵入した病原体に特異的な抗体を産生して病原体の動きを封じ込める（不活化する）防御反応です。

この抗原特異的免疫には、以下の3段階がありえます。（1）抗原認識段階：体内に侵入したウイルスはマクロファージや樹状細胞に取り込まれますが、その過程でウイルス粒子を構成しているタンパク質・ペプチドの特徴的な構造が認識され細胞表面に提示されるようになります（抗原提示）。提示された抗原の情報はリンパ節に存在している抗原特異的リンパ球（ヘルパーT細胞）に伝えられます。（2）免疫応答段階：情報を受け取ったヘルパーT細胞は、抗原提示細胞から遊離されるいろいろなサイトカインで活性化されます。

なお、B細胞の表面には、抗原を認識するレセプター（B細胞抗原認識受容体）がありますが、ほとんどの細胞で異なる形状をしており、その種類は100億種類以上もあることが知られています。外来抗原は、抗原に特異的なB細胞表面のレセプターに結合し、B細胞内に取り込まれます。

活性化されたヘルパーT細胞は、B細胞の表面に発現してくるNK細胞MHCクラスⅡ─抗原ペプチド複合体に反応して、T細胞由来のいろいろなサイトカインを放出します。すると、B細胞は、放出されたサイトカインの作用により抗体産生細胞（形質細胞）へ分化し、侵入した抗原に特異的に反応する抗体（免疫グロブリン）をつくります。（3）免疫反応段階：つくられた抗体は、ウイルスが存在する場所に運ばれウイルスと結合して「抗原抗体複合体」を形成します。その結果、ウイルスは不活化されることになります。

一方、これとは別に、T細胞から分化した細胞傷害性T細胞（キラーT細胞）がウイルスに感染した細胞の特徴を認識すると、パーフォリンなどの細胞破壊因子を感染細胞に向けて放出し破壊します。なお、このキラーT細胞は、体内のがん化した細胞（腫瘍細胞）を攻撃・排除する際にも重要な役割を演じています。

粘膜免疫・腸管免疫

私たちの体内にある呼吸器、消化管、泌尿・生殖器の表面は粘膜でおおわれており、その外層は粘液で湿った状態に保たれています。粘膜の全面積の約80％は小腸や大腸などの腸管が占めていますが、広げるとテニスコート1・5面分（体表面積の約200倍）に相当します。腸管の粘膜は、からだの中にありながら外界と通じているので「内なる外」といわれています。

粘膜にも異物の侵入を認識・排除する機構が存在しており、これは〝粘膜免疫〟と呼ばれています。また、腸管の粘膜免疫は「腸管免疫」といわれています。前述のように、粘膜は異物に対する非特異的なバリアー機能をもつとともに、異物を認識し特異的な抗体を産生・排除する獲得免疫の機能も保持しています。ただし、通常の免疫は「全身免疫」と呼ばれ、産生される抗体は主としてイムノグロブリンG（IgG）で、血液やリンパ液によって全身を巡るのに対し、腸管免疫により作られる抗体は分泌型のイムノグロブリンA（IgA）で、血中に移行する前に腸管内に分泌されるのが特徴です。

腸管内部の表面には、ひだ状の絨毛がびっしり生えており、その外層には一層の「粘膜上皮細胞」がならび、粘膜上皮細胞のあいだには、多くのT細胞や樹状細胞がはさまれる形で分布しています。また、その中のところどころに、絨毛が見られないM細胞という台地状の部分があり、その下方に「パイエル板」というリンパ組織が存在しています。パイエル板の内側には、樹状細胞、T細胞、B細胞などの免疫細胞が存在しています。M細胞は、食物と一緒に運ばれてきた細菌やウイルスを結合し下方へ取り込みます。M細胞から取り込まれた病原体は、パイエル板の内側で待ち構えているマクロファージや樹状細胞に貪食された後、ヘルパーT細胞に抗原提示され、免疫応答が開始されます。ヘルパーT細胞から指令を受けたB細胞は、パイエル板からリンパ管経由で出ていって血流に乗り、再び腸にもどってきて抗体産生細胞に分化します。その後、その病原体に結合する抗体（IgA）を産生し、腸管内に分泌します。分泌されたIgAは、新たに複製された子孫ウイルスを不活化し、感染が全身に広がるのを防ぎます（図7）。

アレルギー性疾患・花粉症

近年、花粉やダニなど身の周りにある微量の環境物質に対して過剰に免疫反応が起こる「アレルギー性疾患」に悩む人が増加の一途をたどっています。その中で花粉症は今や「国民病」といわれるようになり、罹患者の割合は国民の3～4割にも達しています。特にスギ花粉症罹病者の増加が著しく、花粉の季節になると各地の花粉の飛散情報が報道されるくらいです。

花粉症は一般に、花粉（アレルゲン）が鼻粘膜と頻回接触することによって発症する病気です。私たちは呼吸する度に花粉を吸い込むことになりますが、気道の粘膜のバリアーが脆弱になっていると、そこから花粉が体内へ侵入します。すると粘膜に存在するマクロファージや樹状細胞など、「抗原提示細胞」といわれる免疫細胞が、それを貪食した後リンパ節に移動し、T細胞に抗原提示します。この時、T細胞がミスを犯し、本来はからだに無害な異物である花粉を攻撃対象とする指令をB細胞という免疫細胞に出すことがあります。それを受けてB細胞が免疫グロブリン（IgE）抗体を生産し始めます。この段階は、すぐに免疫細胞が攻撃してアレルギー反応がおこるわけではなく、再び花粉が体内に侵入したときに直ちに攻撃できるようにするための準備体制が整った状況といえます。つくられたＩｇＥ抗体が肥満細胞（mast cell）の表面に多量に接着すると、イガ栗状にＩｇＥ抗体で覆れた状態になります。新たに侵入した花粉が肥満細胞の表面のＩｇＥ抗体に触れると、攻撃が開始されます。具体的には、肥満細胞の内部にあるヒスタミンが細胞外へ放出され、様々な炎症反応（目のかゆみ、くしゃみ、鼻水、涙目などの症状）が起こることになります（図８）。

なお、花粉症の治療法としては、抗ヒスタミン薬・鼻噴霧用ステロイド薬などによる薬物療

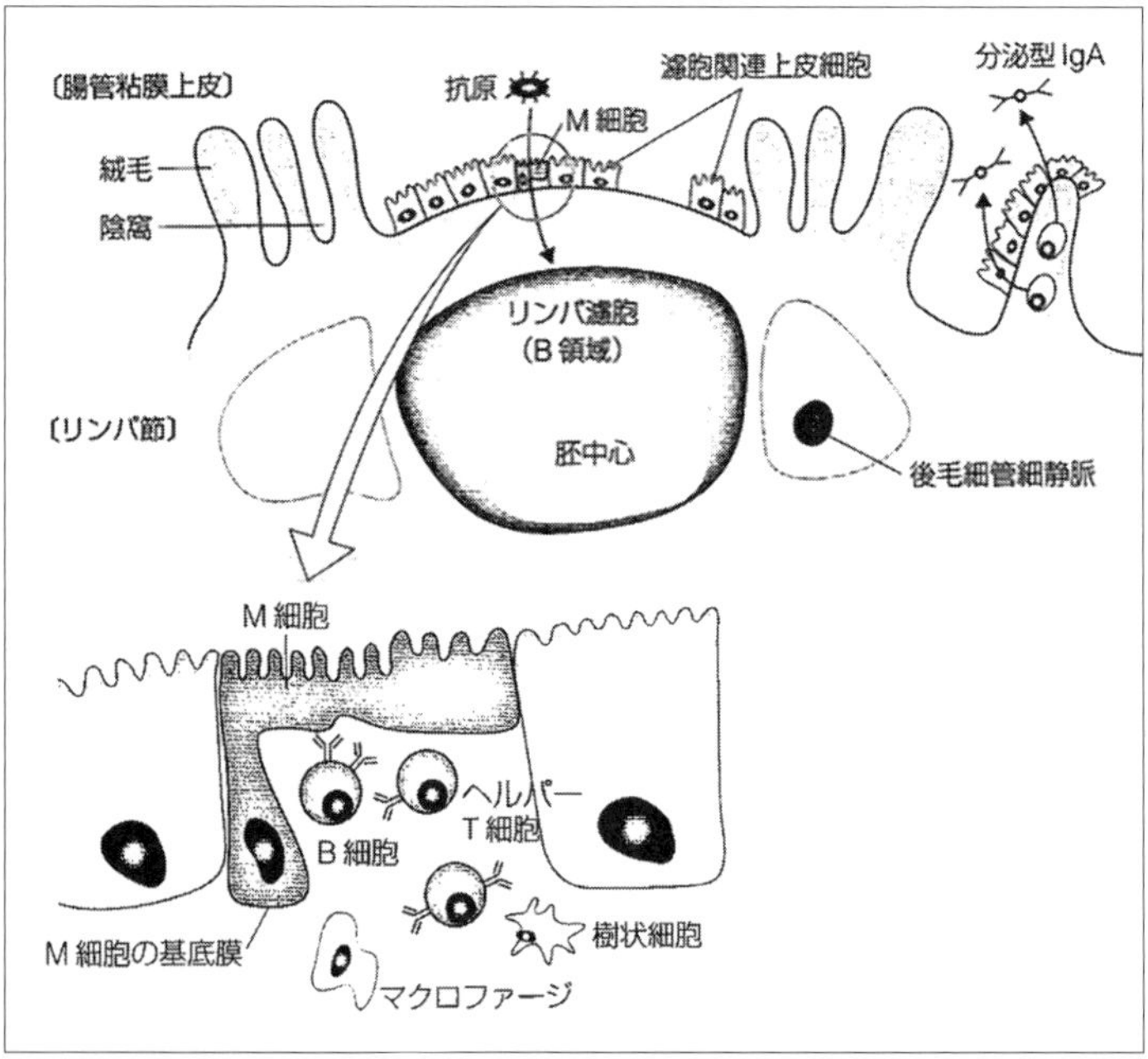

図７　パイエル板の模式図
出典：『微生物学 疾病のなりたちと回復の促進④』医学書院より．

法やアレルゲン免疫療法（舌下免疫療法）などがあります。

食物アレルギー

私たちが生きるために摂取している「食品（食物）」に含まれているタンパク質は「非自己（異物）」であり、これを大量に血中に注入すると免疫系は過敏な反応を起こし死に至ることもあります。しかしながら、経口的に体内に取り入れた場合には、このような反応は起こりません。食品成分のタンパク質は消化管内で消化酵素により分解されるため、免疫細胞のアレルギー反応誘起能力が失われるためです。

ただし、経口的に取り入れられたタンパク質のきわめて少量部分は分解されずに腸管壁

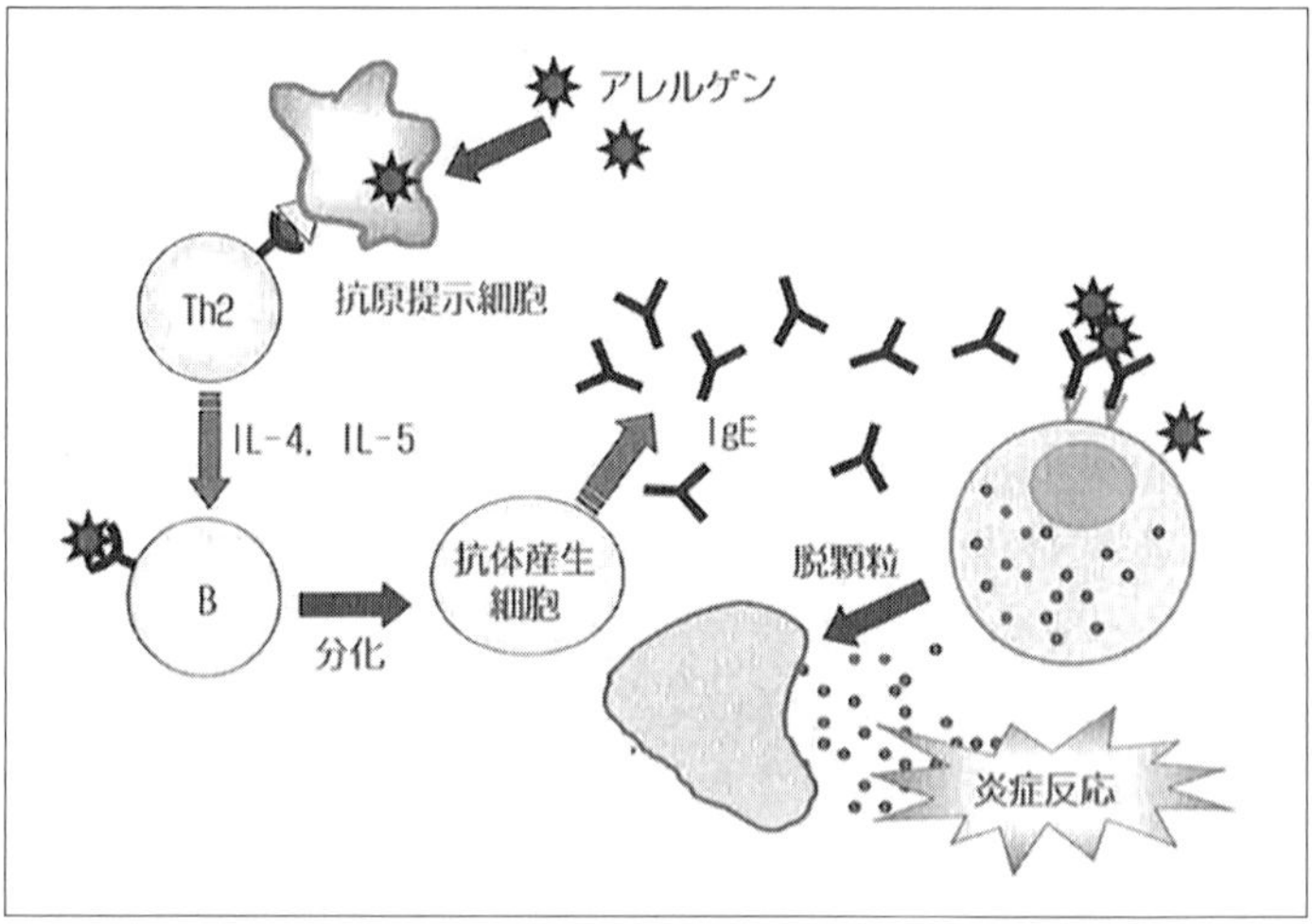

図8　即時型アレルギー反応による食物アレルギー発症のしくみ
出典：『日本の食を科学する』酒井建夫，上野川修一 編，朝倉書店より．

を越えてリンパ管や血管に出現することがありますが、その量は過敏な免疫反応を起こすのに十分な量です。摂取した食物が原因となっておこるアレルギーは「食物（食品）アレルギー」といわれますが、発症の原因物質（アレルゲン）は、食物中に含まれているタンパク質がほとんどです。

消費者庁の調査によれば、食物アレルギーは小児から成人まで幅広く認められていますが、最近では様々な食品がアレルゲンとなることが明らかになっています。以前にはみられなかった果物類、野菜、芋類などによる食物アレルギーも報告されています（表３）。なお、食物アレルギーの多くは即時型アレルギー反応といわれ、食物を摂取した直後から２時間以内にアレルギー症状がでてくるタイプです。このタイプの食物アレルギーは、食物摂取後に作られるＩｇＥ抗体というタンパク質が介在して発症しますが、その仕組みは花粉症の場合と同じで、肥満細胞内のヒスタミン、ロイコトリエン、プロスタグランジンなどの化学伝達物質が血中や組織中に放

表　示	用　語	名　称
義務づけ	特定原材料（7品目）	卵・乳・小麦・落花生・そば・エビ・カニ
推　奨	特定原材料に準ずるもの　(20品目)	いくら・キウイフルーツ・くるみ・大豆・バナナ・やまいも・カシューナッツ・もも・ゴマ・さば・さけ・いか・鶏肉・りんご・まつたけ・アワビ・オレンジ・牛肉・ゼラチン・豚肉

表３　アレルギー表示対象品目

特定原料の名称は，平成 23 ～ 24 年全国実施調査における発症数の多い順に記載．
出典：「平成 26 年度改定アレルギー物質を含む加工食品の表示ハンドブック」消費者庁より．

出されてアレルギー症状が誘発されます。

ところで、通常の免疫反応ではＩｇＧ、ＩｇＭ、ＩｇＡなどの抗体とともに、ＩｇＥ抗体も産生されますが、その量は極めて少ないのです。これに対し、アレルギーの場合、ＩｇＥの産生量のみが多くなるのが特徴です。この理由については諸説がありますが、まだよくわからないというのが実情です。

医薬品によるアレルギー（副作用）

医薬品は病気の診断や症状改善・治療を目的に使用するされるものですが、前述のように、からだにとっては異物（非自己）なので、「副作用・有害作用」が発現します。そのなかで、即時型のアレルギー（アナフィラキシーショック）は重篤であり、対応が遅れると死に至ることがあります。また、皮膚に発現する薬疹や呼吸器系におこる喘息などもアレルギー性のものですが、それらは化学構造や薬効の違いに関係なく発現します。このような副作用への有効な対応策は直ちに使用を中止することです。

経口免疫寛容

花粉の季節になっても、アレルギーを発症しない人がいますが、このような人の免疫系は、①花粉が体内に侵入しても、T細胞が無害と判断し、攻撃命令を出さない場合と、②T細胞が花粉を攻撃する指令をだしてしまっていますが、ナイーブTレグ（制御性T細胞）が産生し、花粉への攻撃を抑えるTレグが存在する場合があると考えられています。後者は「経口免疫寛容」と呼ばれています。

なお、前述のように、特定の食物がアレルギー症状を引き起こしますが、大半の食物に対しては、食品中の栄養成分の多く（タンパク質、デンプン、脂質など）は経口摂取後、消化され、低分子物質に代謝されてしまうのでアレルギー反応は起こりません。ただし、ごく少量が消化されずに血管内に取り込まれ、過敏な免疫反応がおこりえます。しかしながら、このような場合でも「経口免疫寛容」により過敏な免疫反応が抑えられることがあります。

臓器移植時の拒絶反応

臓器移植は、機能が低下した自分の臓器に代わって、他人の臓器を移植し生命を維持する医療技術です。臓器移植の問題は、移植するのは「他人の組織や臓器」なので免疫系は「非自己」と認識し、これを攻撃してしまう点です。これが拒絶反応です。従来は、この拒絶反応への対策として「免疫抑制剤」が使われてきました。全身の免疫の働きを低下させ、移植した臓器への免疫攻撃が起こらないようにするのが目的ですが、免疫力が低下するとがん発症の危険性が高くなります。また、感染症にかかると重症化しやすいため、抗ウイルス薬などを継続的に服用しなければならないという問題があります。そこで、最近、移植した臓器への攻撃を止めるようTレグを臓器と一緒に体内に入れる方法が試みられています。

自己免疫疾患

通常、自分自身の組織、細胞、成分などに対しては、免疫反応が起こらないようにコントロールされています。ただし、老廃化した自分の組織や細胞に対しては、それらを除去するための自己反応性のリンパ球（T細胞）が存在しますが、健常者では免疫反応を抑制する種々の細胞によって病的な自己免疫現象は起こりません。しかし、何らかの要因で不応答状態や抑制的状態から解除されると、自分の組織、細胞、それらを構成するタンパク質などに対して攻撃的になる炎症反応が起こります。これが〝自己免疫疾患〟と呼ばれる病気です。

自己免疫疾患としては、全身性に影響が及ぶ全身性自己免疫疾患と、特定の臓器だけが影響を受ける臓器特異的疾患が知られています。全身性自己免疫疾患には、全身性エリテマトーデス、全身性強皮症、多発性筋炎、慢性関節リウマチ、シェーグレン症候群など「膠原病」と呼ばれているものがあります。一方、臓器特異的自己免疫疾患には、重症筋無力症、潰瘍性大腸炎、クローン病、バセドウ病、橋本病などがあります。これらの自己免疫疾患患者数は年々増加の傾向にありますが、原因や詳細な発症機構は未解明なため、治療方法もまだ確立していないものが多いことから、難病として厚生労働省の特定疾患に指定されています。

なお、自己免疫疾患は、経口免疫寛容が正常に機能している場合には発症しませんが、腸内細菌叢のバランスが乱れたり偏りが生じたりすると、経口免疫寛容が破綻するので発症するといわれています。

自然治癒力とは何か？

生命維持に不可欠な栄養素

私たちのからだには、「生命の単位」といわれる細胞とその集まりである組織や器官があり、それらが相互に連携して私たちの生命を維持しています。これらが正常に機能するためには、細胞を構成している生体分子（タンパク質、糖質、脂質、核酸など）をつくりだし、エネルギー源となる重要な物質を体外から取り入れる必要があります。ここでいう重要な物質というのは、炭水化物、タンパク質、脂質、ビタミン、ミネラルなどの食物成分のことで、5大栄養素と呼ばれています。なお、炭水化物は糖質と食物繊維の総称で、植物が光合成でつくりだす化合物です。食物に含まれている糖質、タンパク質、および脂質は、消化管内を運ばれる間に消化酵素（ペプシン、トリプシン、アミラーゼ、リパーゼなど）により、それぞれグルコース、アミノ酸、脂肪酸に分解されます（図9）。

これらの分解産物は絨毛と呼ばれる腸管粘膜組織（図10）から血中に吸収され、自身の細胞、組織・器官の形成や、それらを動かすエネルギー源として利用されます。ビタミンやミネラルは、つ

口腔における消化
唾液中のアミラーゼ：糖質（炭水化物）の分解

肝臓：血中に吸収された物質の代謝
胆のう：胆汁を分泌し、脂肪を乳化して吸収を助ける

大腸（上行結腸、横行結腸、下行結腸、Ｓ状結腸）：小腸で吸収されなかった水分とミネラルの吸収、腸内細菌による未消化物の分解と吸収、残りカスの排泄

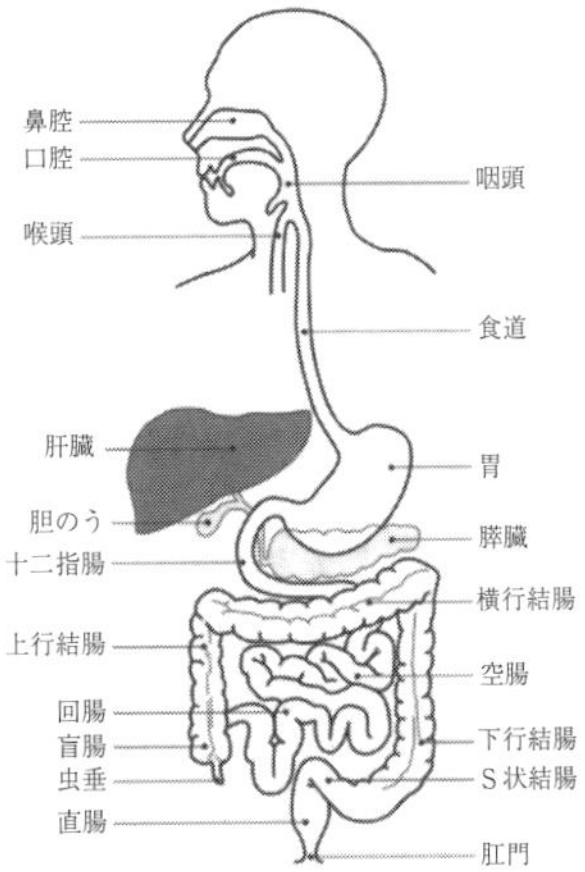

胃における消化
ペプシン：タンパク質の分解

膵臓：膵液（消化酵素，インスリンなどを含む）を十二指腸へ分泌

十二指腸における消化
トリプシン、キモトリプシン：ポリペプチド、オリゴペプチドの分解
リパーゼ：脂質の分解

小腸（空腸・回腸）における消化
アミノペプチダーゼ、オリゴペプチダーゼ：ペプチドの分解
β-ガラクトシダーゼ、ラクターゼ：二糖類（果糖、乳糖など）の分解
分解産物の吸収

図９　食物の消化、吸収、代謝にかかわる消化管と消化酵素類

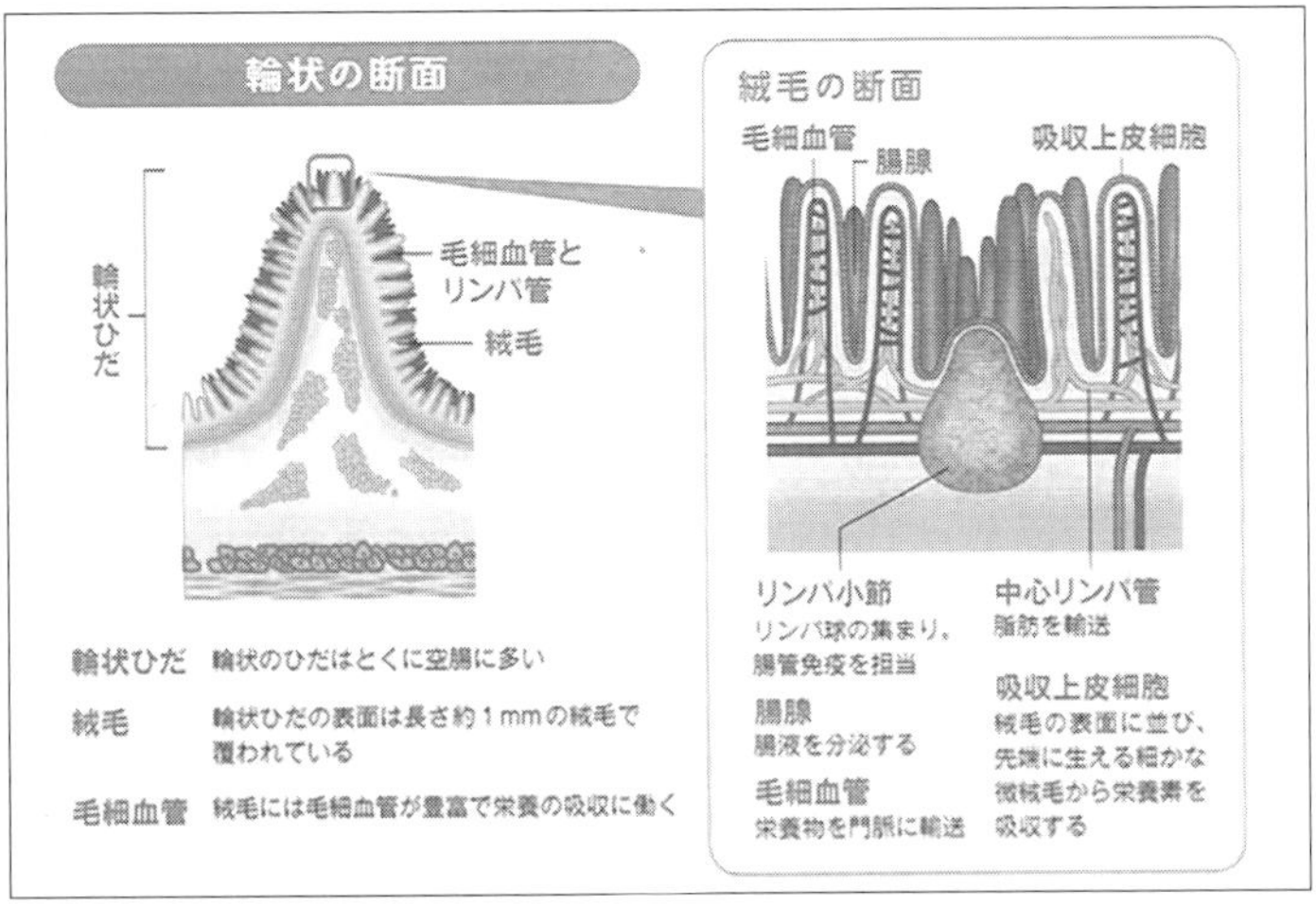

図 10　腸管粘膜組織の構造
出典：『運動・からだ図解 栄養学の基本』渡邊昌 監修，株式会社マイナビ出版より．

くられた細胞が円滑に機能するように使われます。

食物繊維は消化されにくい成分ですが、からだに有用な機能性をもつことがわかってきたことから糖質と区別して「第6の栄養素」といわれることがあります。食物繊維は第8章で紹介するように、腸管内の腸内細菌により短鎖脂肪酸にまで分解され、腸管の経口免疫寛容の機能を高めることが報告されています。一方、消化後に不要になった成分の一部は、二酸化炭素や尿素、胆汁酸などに分解されて体外に排泄されます。その他の残りカスは水分が吸収された後「糞便」として排泄されます。なお、今回のコロナ禍のような精神的ストレス、運動不足、食生活の偏りなどがあると、便が硬くなり排便回数が著しく減る「便秘」症状が現れます。

神経系と内分泌系のネットワーク

食物の摂取後に体内で起こる一連の生理現象（消化、輸送、吸収、代謝、排泄）は、神経系と内分泌系の働きによって調節されています。この調節の仕組みについては、後で述べますが、両者は呼吸、血液循環、体温調節、生体防御（免疫）などの重要な生理機能の調節にも関与しています。なお、神経系は中枢神経系と末梢神経系で構成されています。中枢神経は脳と脊髄からなり、認知や記憶、思考、判断などの高度な機能を持っています。

一方、末梢神経系は頭蓋骨と脊柱の外にある神経組織を指し、からだの感覚と運動を調節する

「体性神経」と内臓や血管などの自分の意思と無関係にはたらく「自律神経」に分けられます。自律神経には「交感神経」と「副交感神経」がありますが、これらのはたらき方はシーソーのような関係にあり、逆向きの作用をもっています。交感神経が優位の場合、心拍数や呼吸数の増加、血圧や血糖値の上昇、血管の収縮、食欲不振、便秘気味の状態となるのに対し、副交感神経が優位になると、心拍数や呼吸数の減少、血圧や血糖値の低下、血管の拡張、消化作用促進、下痢気味の状態となります。

１日の生活の中で私たちの周りの状況は絶えず変化していますが、それに応じて体温や血圧、心拍数やホルモンの分泌量などが変動し、からだの動きや気分も変わります。例えば、体外の温度が変わると、からだは汗腺からの発汗量を変化させて熱の放散と生成を調節することによって体温が一定の範囲に保たれるようにしています。また、水分を取りすぎた場合や運動して多量の汗をかいた場合には、尿の排泄量を調節するホルモンが作用して体内の水分量がほぼ一定に保たれます。このように私たちのからだには、周りの環境が変化した場合に「一定の（homeo）状態（stasis）」に戻そうとする機能（ホメオスターシス、恒常性維持機能）があり、それぞれの生理現象は周期的に変動することが明らかになっています。

生体リズムと体内時計

私たちのからだの周期的変動（生体リズム）は、地球の自転サイクルの長さに似ています。例えば、睡眠・覚醒、血圧や心臓の拍動などの血液循環、体温、副腎皮質ホルモンの分泌などの様々な生理現象には日単位の周期（サーカディアンリズム、概日リズム）が認められます。私たちが意識していなくても日中は活動状態に、夜間は休息状態に切り替わります。このような生理的変動は、かなり以前から「からだの中にある生物時計（体内時計）の働き」によって調節されているのではないかと推測されていました。しかし、体内時計の分子機構の仕組みが解明されたのは、遺伝子解析技術が飛躍的に進歩してきた1997年になってからです。

体内時計が発する概日リズムの振動の周期は、ヒトの場合、約25時間なので、地球の自転周期（約24時間）とズレがあります。そこで、このズレを24時間サイクルに合わせるための「同調」が起こります。脳の視床下部にある神経細胞の集まりである視神経が交差している「視交叉上核」という神経核に中枢の時計（主時計）があり、ここで体内リズムが刻まれていることがわかりました。

また、この主時計の振動は時計細胞中の時計遺伝子により調節されており、朝の光を浴びることにより「同調」がリセットされることが判明しました。一方、心臓や血管、肝臓や腎臓、皮膚や粘膜などからだのほとんどの末梢組織の細胞内にも「同調」機能をもつ体内時計（子時計、末梢時計）

が存在し、末梢時計遺伝子が発現していることが確認されました。この末梢時計遺伝子は、朝の光ではなく、朝食を摂ることでリセットされます（給餌性リズム）。なお、脳内の視床下部背内側核にも時計（脳時計）がありますが、この時計遺伝子には末梢組織と同様の給餌性リズムがあることがわかりました。したがって、脳（中枢）には光刺激によりリセットされる視交叉上核時計（主時計）と給餌刺激によってリセットされる脳時計があることになります。また、生体リズムに乱れが生じると、主時計と脳時計及び子時計が朝の光及び朝の食事によりそれぞれリセットされ、相互に協調することにより乱れが回復すると考えられています（図11）。

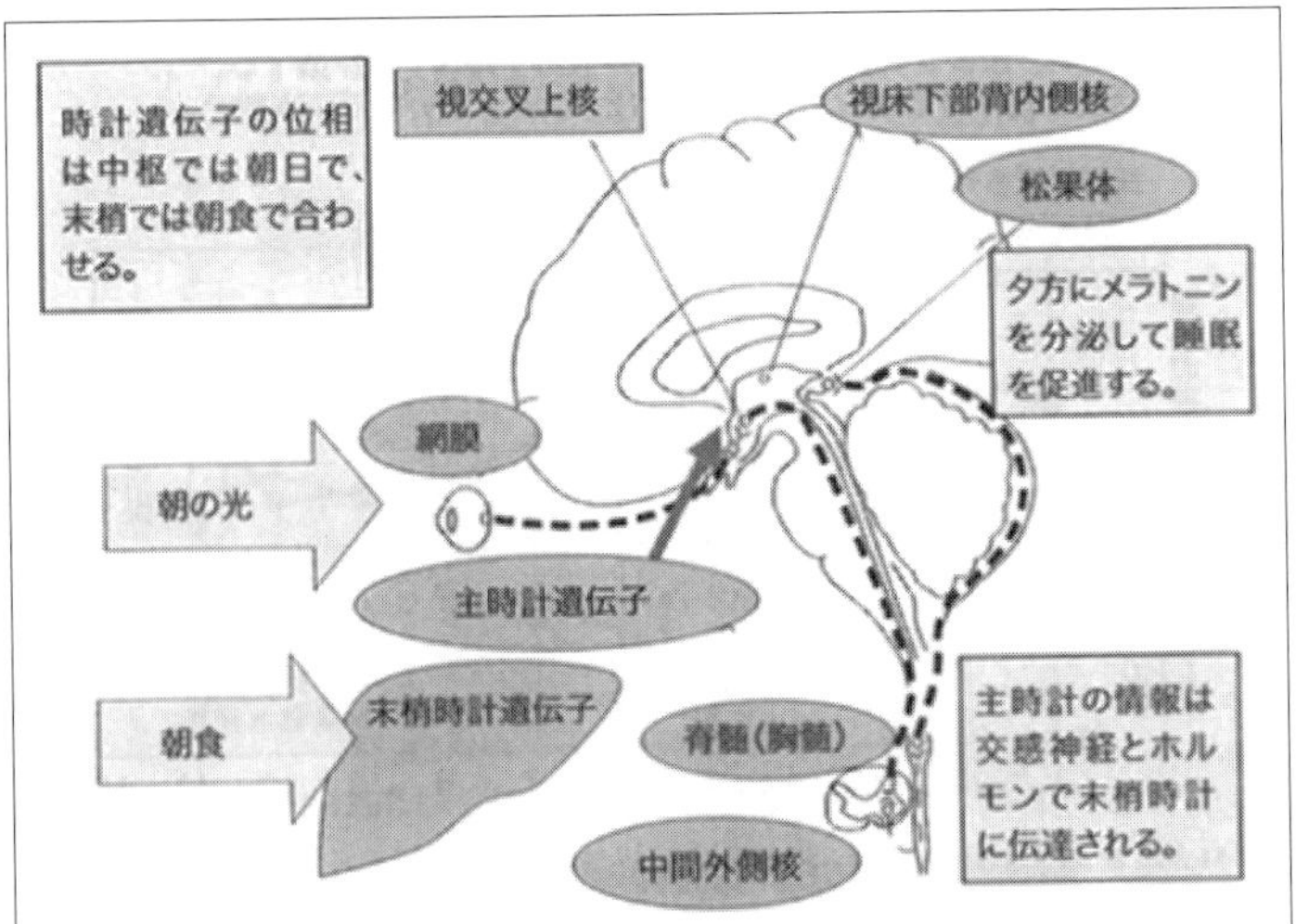

図11　朝の光と朝食が時計遺伝子に与える影響（模式図）
出典：『時間栄養学』日本栄養・食糧学会 監修，女子栄養大学出版部より．

神経系―内分泌系―免疫系のネットワークによる生理機能の調節

何らかの原因で体調に乱れが生じると、それを正常な状態に戻そうとする調節システムが働きます。例えば、「けが」や「やけど」など、からだに傷ができた時には、それを治そうとする創傷治癒（組織の再生）機構が働きます。また、からだの表面の組織・細胞には、細菌やウイルスなどの病原体を含めた異物が体内に入り込むのを防ぐ仕組みがあります。体外から異物が結合・侵入した場合、それらに抵抗し、影響を少なくするために、免疫系が働いて症状の悪化を抑えます。その結果、体調が回復することになります。このようなからだの生理機能の乱れを修復・回復しようとする力が「自然治癒力」と呼ばれるものです。

ところで、むかしから「ストレスは万病のもと」といわれています。私たちが強いストレスを受けると自律神経が迅速に反応します。まず、交感神経が興奮しますが、その後、フィードバック機構によって脳の視床下部が刺激され、ノルアドレナリンが分泌されます。一方、交感神経節前繊維および副腎髄質からアドレナリンが放出されるようになります。なお、脳がストレス刺激を直接感知した場合、視床下部から副腎皮質を刺激する物質が分泌され、副腎からコルチゾールなどの副腎皮質ホルモンが分泌・放出されます。これらのホルモンは、いずれも「ストレスホルモン」と呼ばれるもので、リンパ球の働きを弱め、免疫力を低下させてしまいます。また、ストレスが減り、喜びや幸せを感じる気持ちになると、副交感神経が刺激され、アセチルコリンが放出され、その作用により免疫力が高まります。ただし、副交感神経が優位になりすぎると、リンパ球が増えすぎてしまうのでアレルギーなどを引き起こしてしまいます。以上のように、ホメオスターシスは「神経系―内分泌系―免疫系」のネットワークにより調節され、脳内の時計遺伝子（親時計）と抹消組織内の個々の時計遺伝子（子時計）のコンビネーションによりコントロールされていることになります（図12）。

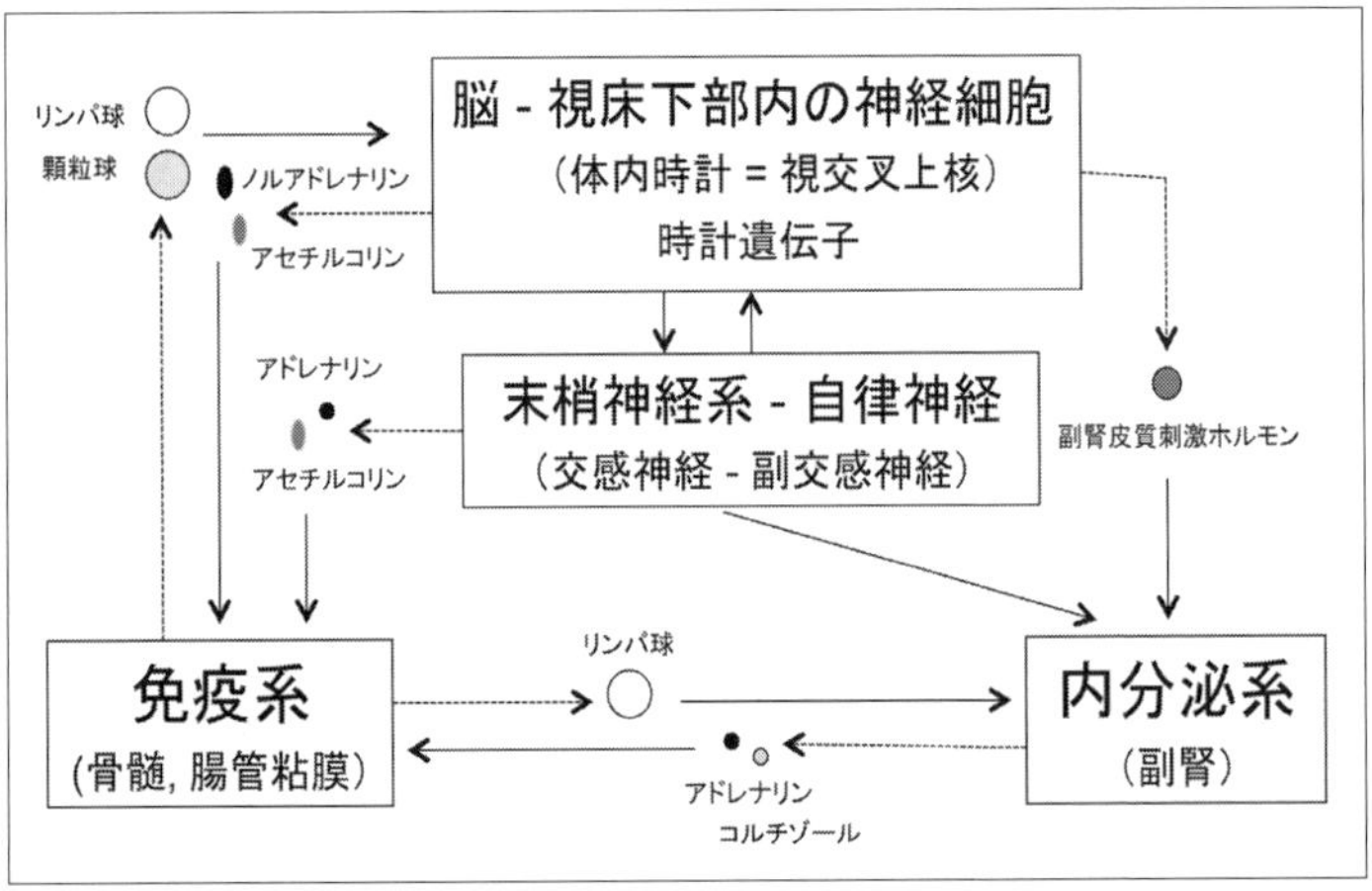

図 12　神経系－内分泌系－免疫系のネットワークによる生理機能調節の仕組み

第6章

西洋医学と東洋医学における薬物療法の違い

東西医学の特徴

我が国の西洋医学は江戸時代に長崎の出島にきたオランダ医師から伝えられたものがもとになっています。その特徴は、わかりやすくいえば、ヒトのからだを多くの部品を組み立てた自動車のような「動く装置」とみなし、病気は「部品の故障や油類のよごれ」によって発症すると考える点にあります。そこで、からだの不具合なところや状態を調べ、「検査値」を基に統計的に確立されたマニュアルあるいはガイドラインに沿って対処されることになります。したがって、西洋医学における治療法は、対症療法的で画一的なものであるといえます。

一方、東洋医学は奈良時代に中国から伝来後、我が国で独自に発展してきた伝統的な医学のことで「漢方医学」とも呼ばれています。その特徴は、あらゆる事象を二極化してとらえる陰陽説に基づいて診断・治療がおこなわれる点です。すなわち、患者さんの〝体質、症状・身体徴候＝証〟を「陰証」と「陽証」に大きく分け、「虚実」、「寒熱」、「表裏（内外）」などのいずれの概念に相当するかを観察し、それらの所見を総合してその時点での〝証〟が診断され、それに対応した治療（方証相対と呼ばれる）がおこなわれます。

東西医学における薬物療法の違い

西洋医学で使用される「くすり」は、原則的には〝単一の化学合成薬〟です。これに対し、東洋医学で使用される「くすり」は、多数の成分を含む「生薬（天然薬物）」で、原則的には複数の生薬を組み合わせた「方剤」です。また、西洋医学では、診断時に血液、尿、その他の検査で得られた値が「基準値（健常人の平均的な検査値＝正常値）」の範囲外の場合に「異常値」として病名が決められ、個々人の体質が異なっていても原則的には同じ効能をもつ「くすり」が処方されます（対症療法）。

一方、東洋医学では、総合的に診断された個々の患者さんの〝証〟を重視して「くすり」を選ぶことになるので、同じ病名でも異なる「方剤」が処方されることがあります（同病異治）。身近な例として〝かぜ〟に対する対処法の違いを紹介します。

〝かぜ〟は誰もがひいたことがあることから軽視されがちですが、こじれると様々な合併症（肺炎、副鼻腔炎、急性気管支炎、中耳炎など）を引き起こします。むかしから「かぜは万病の元」といわれてきたように、あなどってはいけない病気です。〝かぜ〟は、「風邪症候群」ともよばれ、主にウイルス（ライノウイルス、アデノウイルス、コロナウイルスなど）が上気道（鼻腔、咽頭など）に感染して急性の炎症を引き起こす病気です。通常、「せき、のどの痛み、鼻汁の過分泌、鼻づまり」などの局部症状と、「発熱、寒気（悪寒）、だるい感じ（倦怠感）、頭痛、食欲不振、下痢、吐き気」などの全身症状がでてきます。西洋医学では、風邪症候群の原因となるウイルスに直接作用する、いわゆる「風邪ぐすり」は開発されていませんので、患者さんの症状を緩和する作用をもつ成分が配合されたものが処方されます。また、これらを複合した「総合感冒薬」が処方されることもあります（図13）。なお、インフルエンザに対しては、第1章で紹介したようにインフルエンザウイルスの増殖を抑える「抗インフルエンザ薬」が処方されます。

一方、東洋医学では、患者さんの体力、気力、寒気や冷えの有無を判別した上で、病態の進行時期（病期）に対応した方剤が処方されます。したがって風邪症候群とインフルエンザに処方される方剤の種類も異なります（図14）。

なお、西洋医学的薬物療法には、前章で紹介した体内時計の仕組みを臨床応用するための「時間薬理学」の知見を取り入れた例

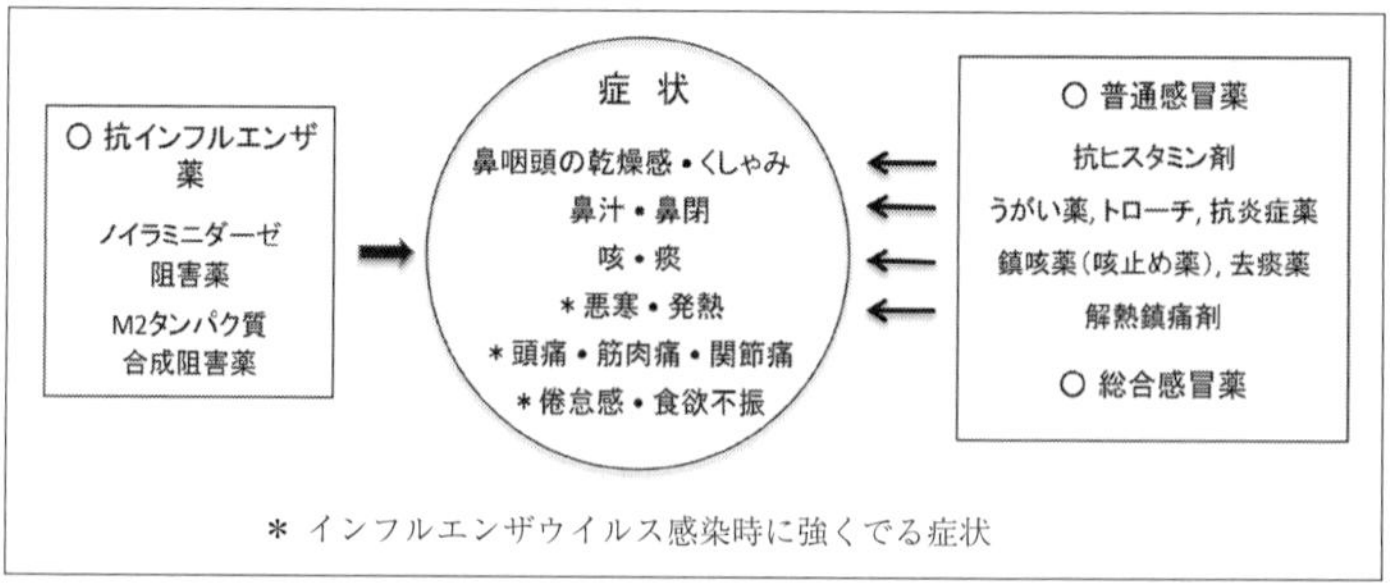

図13　風邪症候群（普通感冒・インフルエンザ）に処方される西洋薬

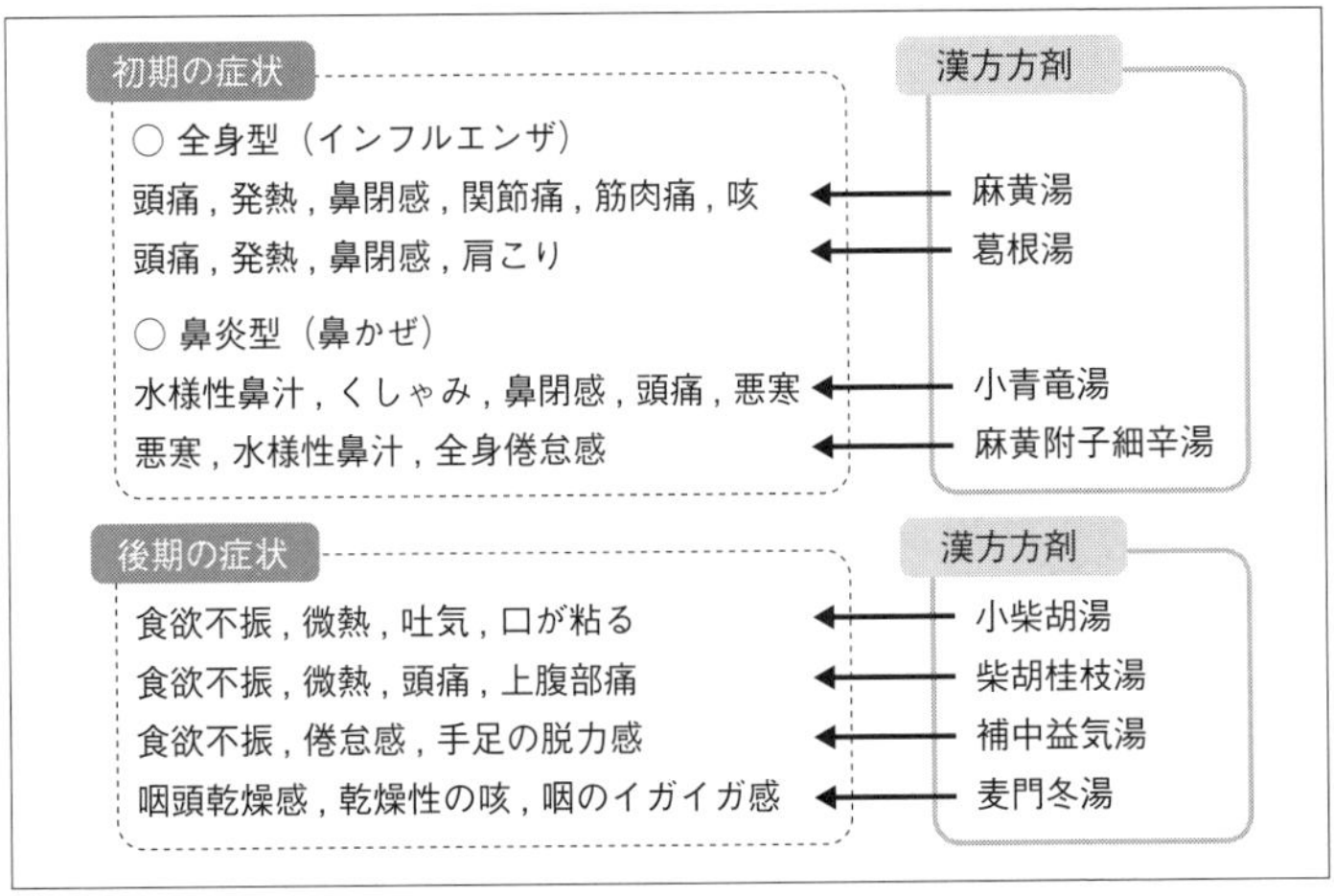

図 14　風邪症候群（普通感冒・インフルエンザ）に処方される漢方方剤

があります。これは、最近の統計データにより、病気の種類によって「発症しやすい時間帯」があることが明らかになってきたことから、発症しやすい時間帯に服薬して効果を高めることを目的としたものです（図15）。

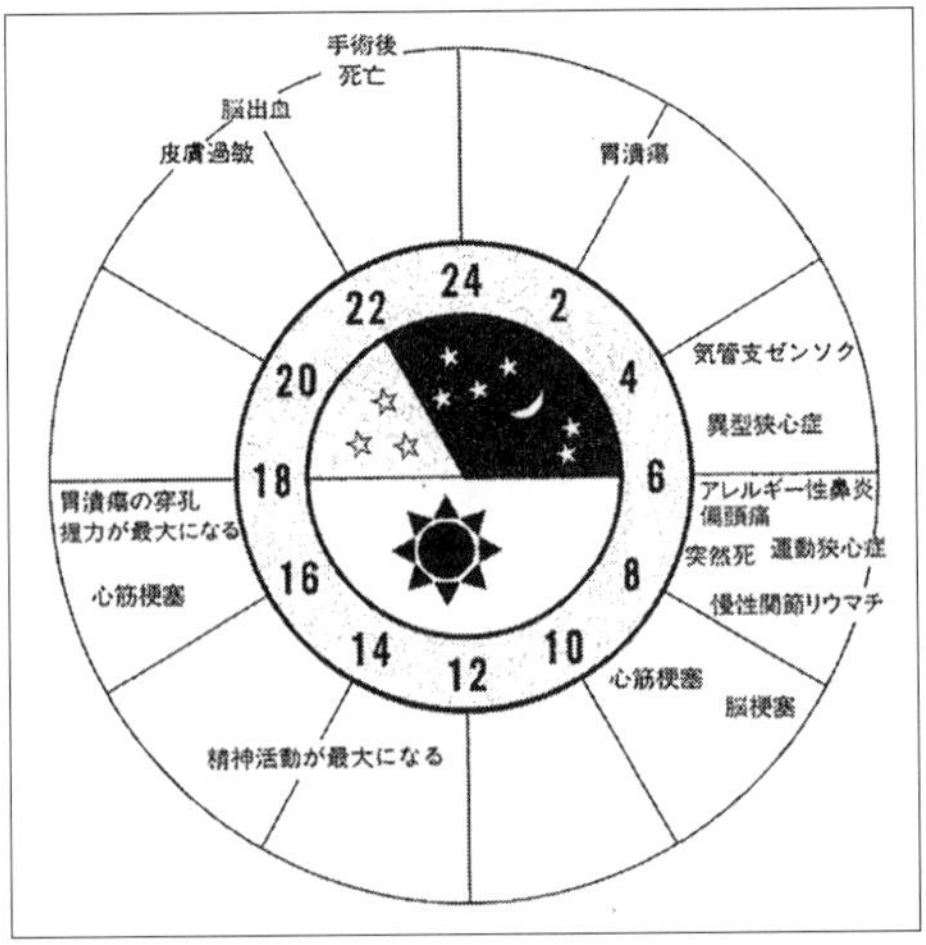

図 15　病気の発生の概日リズム
（病気が発生しやすい時間帯）

出典：『体内時計のミステリー 最新科学が明かす睡眠・肥満・季節適応』ラッセル・G・フォスター，レオン・クライツマン著，石田直理雄訳，大修館書店より．

不定愁訴や未病に対する対処法のちがい

西洋医学では、病名の診断がつけばガイドラインに沿った治療がおこなわれるため、客観的な診療をおこなうことができるといえますが、〝ガイドラインにない場合〟には治療に行き詰まってしまうことになります。例えば、「頭が重い」、「イライラする」、「だるい」、「よく眠れない」などの、「何となく体調が悪い」という自覚症状があるのに、通常の検査で異常値を示さないケースがあります。このような場合、西洋医学では「不定愁訴」としてとらえ、病気でないと診断されて何も処置されない場合と、〝自律神経失調症〟と診断されて精神安定剤などが処方される場合とがあります。後者の場合、日中のだるさがかえって悪化した感があり、結局くすりの服用をやめてしまうケースが多いのが実情です。これに対して、東洋医学では、不定愁訴のような場合や、まだ病気という状態に達していない状態（未病）でも患者の〝証〟に対応した方剤による治療が可能です。病気が実際に発症する前の「予防医学的なアプローチ」は「未病を治す」といわれ、西洋医学にはない薬物療法です。

どんな「くすり」にも副作用がある

「くすり」はからだにとっては異物ですので、〝副作用〟の発現や想定外の「有害事象」の発生という問題があります。がん患者さんに対しては、西洋医学的には、発症部位や進行の程度によって、外科的治療、放射線治療、薬物治療（化学療法）、ホルモン治療などが施されています。近年の医療技術の進歩により、がん患者さんのQuolity of Life（生活の質）の改善が進み、生存期間が長くなりつつありますが、我が国では、依然としてがん（悪性腫瘍）は死因の第一位を占めています。
抗がん剤は、がん細胞の増殖を抑える作用をもつ化学物質ですが、処方される薬剤は、がんの種類や進行度によって異なります。ただし、抗がん剤は、活発に増殖する細胞に対して効果を及ぼすので、がん細胞だけでなく、増殖の速い正常細胞にも作用が及んでしまうため、それが副作用として現れることになります。特に、骨髄や消化管の粘膜、生殖器、毛根は影響が出やすいといわれています。白血球や血小板の減少、悪心・はき気、脱毛、全身のだるさ、食欲低下、手足のしびれ、口内炎などもよくみられます。これらの結果、からだの自然治癒力が低下するので、副作用対策は極めて重要な課題となっています。

近年、西洋医学的治療中に抗がん剤の服用により副作用が発生した場合、それを軽減する目的で「十全大補湯」や「補中益気湯」などの免疫力を高くする漢方方剤が処方されることがあります。なお、２０１８年のノーベル生理学・医学賞を受賞した本庶佑氏らが開発した「がんの免疫チェックポイント阻害薬」や米国立がん研究所主任研究員の小林久隆氏らが開発した光免疫療法などが注目されていますが、これらはからだの免疫力をアップすることを期待したものではありません。

ところで、漢方薬には多数の成分が含まれていますが、それらがからだに有害な作用を及ぼすことがあります。例えば、麻黄に含まれるエフェドリンによる不眠、動悸、頻脈や甘草に含まれるグリチルリチンによる低カリウム血症や偽アルドステロン症などです。また、漢方方剤の中には、胃部不快感、食欲不振、嘔吐などの上部消化管症状や発疹、蕁麻疹などのアレルギー症状の副作用が報告されたものがあります。さらに重篤な副作用が発現した例もあります。

インターフェロン製剤を投与中のC型肝炎の患者さんが、小柴胡湯との併用服用後に間質性肺炎が発症・死亡した例です。この事例は重大事件としてマスコミに大きく報道されました。ただ、副作用として報じられたものが、果たして東洋医学的に正しく診断され、適正に使用されたのか不明な点もあり、西洋医学的な病名診断による処方の問題の一つといえます。

多剤服用による副作用（有害事象）は「かかりつけ薬局」導入で解決するか？

西洋医学の薬物療法には、くすりの重複処方や多種類の服薬による有害作用の発現という新たな問題が注目されています。特に、様々な病気をかかえている人は、複数の医療機関・診療科を受診し、それぞれの担当医師から病名に対応するくすりが処方されています。その結果、多種類のくすりを服用することになります。

２０１７年の厚生労働省の調査では、５～６種類以上の薬を使っている人の割合は、後期高齢者と称される75歳以上で40％以上になると報告されています。東大病院老年病科の秋下雅弘教授らの研究グループによる多剤服用者の「くすりの種類数と有害事象の発生頻度の関係」の調査結果によれば、６種類以上を服用している場合、有害事象（からだのふらつき、転倒、物忘れ、認知機能の低下など）の発生頻度が高くなるとのことです（ＮＨＫ番組クローズアップ現代２０１９年10月22日）。有害事象の発生は、老化にともなって、肝臓の代謝機能や腎臓の排泄機能が低下するため、多剤服用すると体内に蓄積されやすくなることが原因と考えられています。（図16）

そこで、厚生労働省は、患者さんの服薬状況を一元管理する「かかりつけ薬局」制度を導入し、くすりの飲み残しや重複を防ぐことで、医療の質を高め、医療費の削減につなげることを検討しています。対症療法的薬物療法を担ってきた医師や薬剤師にとっては、かなりの意識改革や専門性の向上が求められることになりますが、取り組むべき課題は多いといえます。

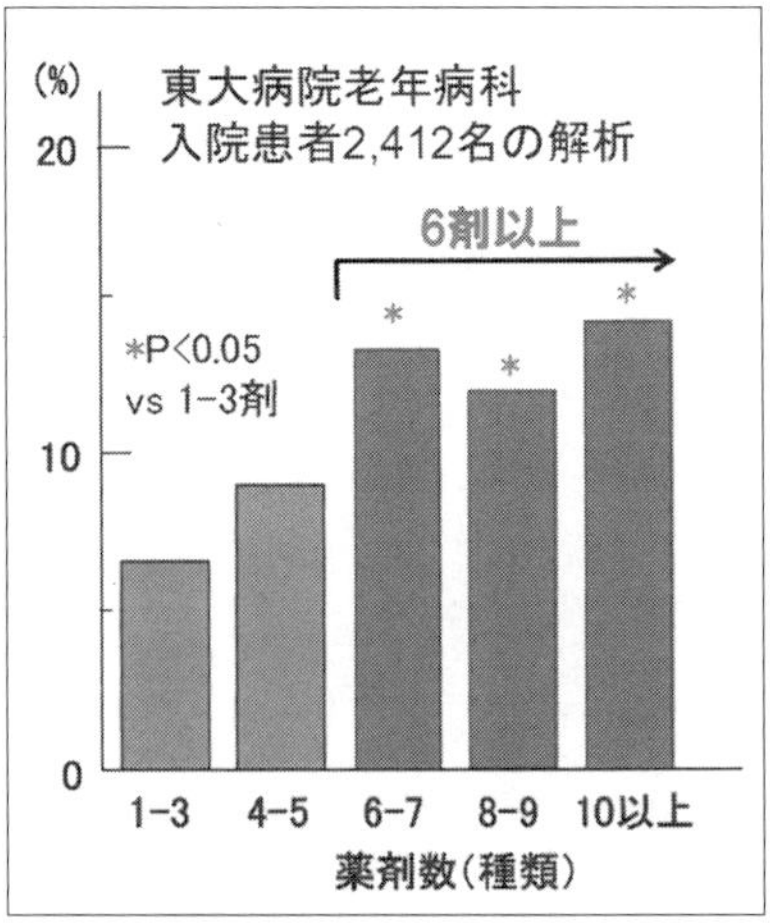

図16　多剤服用の有害事象

第7章

薬食同源、くすりと食べ物の違い

薬食同源とは？

からだの栄養源となる「食べ物」と体調の乱れ（病状）を改善する「くすり＝薬物」は、わたし達が生きていくために必要なものです。モルヒネやエフェドリンなどの天然物由来成分や化学合成薬が西洋医学に用いられるようになるまでは、「くすり」は全て天然物由来の「生薬」でした。世界各地には、古くから人々により伝承されてきた生薬（伝統薬や民間薬）が存在しており、それらは現在でも使用されています。

古代中国では、医師は「食医」、「疾医」、「傷医」および「獣医」の4種のランクに分けられていました。最高位の医師は医学や薬草の知識と実践経験が豊富な「食医」で、王様の健康管理を任されていました。また、病気の治療に用いる生薬のうち薬効が強く主に病を治すことに用いられるが毒性があり長期に使用することができないものは「下薬」、養生を目的に用いられるが毒性が低いので少し長期に使えるものは「中薬」、命を養うことを主とし長期連用しても害がなく体質改善に使えるものは「上薬」と区分されていました。さらに、注目すべき点は、日常的に摂取される「食べ物」が「上薬」の上位に位置付けられていたことでした。古代中国では、「食べ物」は「生薬＝くすり」とともに健康を管理する上で大変必要なものであると理解されており、「薬食同源」はこのような考え方を意味することばとして使われていたと推測されます。

ところが、「食と健康」に関する多くの出版物には、「医食同源」ということばが用いられています。これは、１９７２年に放映されたＮＨＫの料理番組「今日の料理」において、臨床医の新居裕久氏が使用したのが最初であるといわれています。彼は料理番組の中で、健康長寿と食事との関連で中国の薬食同源思想を紹介する際に、「くすり」では化学薬品と誤解されるので、「薬」を「医」に変えて造語し、拡大解釈したとのことです。ちなみに、「広辞苑」や「大辞泉」には「医食同源」が収載されていますが「薬食同源」の項目はありません。

現在、西洋医学には、薬物療法の他に、外科手術や放射線治療、温浴療法など多様な方法が取り入れられています。また、食事療法もあります。一方、「運動」、「マッサージ」、「落語」、「映画」、「園芸」、「旅行」、「写真」、「読書」、「親しい人やペットとのふれあい」などのように「美しい」、「楽しい」、「嬉しい」、「懐かしい」というような「気持ち」や「幸福感」を体感することは「免疫力」を高める効果があり、体調改善にも有用といわれています。したがって、「医食同源」ということばには、本来の「薬食同源」と異なるニュアンスがあるような気がします。生薬と食べ物は、主な利用対象者や使用（処理）方法は異なりますが、ともに私たちの健康を維持・管理していく上で重要な天然素材であるという点で、やはり「薬食同源」ということばの方が妥当のような気がします。

くすりと食べ物の違い

現在、「くすり」と「食べ物」は、法律でそれぞれ「医薬品」と「食品」という用語で区分されています。すなわち、医薬品は「医薬品、医療器機等の品質、有効性、及び安全性の確保に関する法律（医薬品医療器機等法）」で、食品は「食品衛生法」で定義されています（表4）。両者の根本的な違いは、医薬品は「適応症状、使用法、品質評価法」などが規定されており、期待される効果・効能を表示することが可能であるのに対し、食品は保健用途（効果・効能）の表示が原則的に禁止されている点です。ただし、例外として、限定された保健機能の表示が許可されているものと

医薬品医療器機等法第２条：

１．日本薬局方に収められているもの

２．人又は動物の疾病の診断、治療又は予防に使用されることが目的とされるものであって器具器械でないもの

３．人又は動物の身体の構造又は機能に影響を及ぼすことが目的とされるものであって、器具器械でないもの

食品衛生法第２条：

食品とはすべての飲食物をいう。ただし、医薬品医療器機等法に規定する医薬品及び医薬部外品はこれを含まない

表４　医薬品と食品の定義

して、「特定保健用食品」、「栄養機能食品」および「機能性表示食品」があります（図17）。

健康食品・サプリメントとは何か？

最近、医療費の自己負担が増え、健康維持が自己責任とされる傾向が強くなっています。政府による「セルフメディケーション」の推奨と規制緩和政策により「健康食品」は大きな市場商品となっています。毎年、大規模な食品開発展示会が開催されていることもそれを裏づけています。食品会社に加えて製薬メーカーも機能性表示食品を含む「いわゆる健康食品」の製造・販売に参入しているのが最近の特徴です。

「健康食品」は「手軽で、医薬品のように体調改善効果が期待され、普通の食品よりも健康に良いもの」として多くのマスコミにより宣伝され、売り上げが急速に伸びています。

なお、欧米にはいわゆる「健康食品」という用語はなく、ヨーロッパでは「フードサプリメント」、米国では「ダイエタリーサプ

	保健機能食品			
医薬品（医薬部外品）	特定保健用食品	栄養機能食品	機能性表示食品	一般食品（健康食品を含む）
	栄養成分含有表示 保健の用途表示 （栄養成分機能表示） 注意喚起表示	栄養成分含有表示 栄養成分機能表示 注意喚起表示	栄養成分含有表示 保健の用途表示 （栄養成分機能表示） 注意喚起表示	栄養成分含有表示

図17　医薬品と食品の区分

リメント（Dietary Supplement）」が使用されています。ダイエタリーサプリメントは、「健康補助食品」と日本訳されていますが、ビタミン、ミネラル、ハーブ、アミノ酸など、あくまで食事を補う目的で摂取する食品成分が含まれているものです。商品はカプセル、錠剤、液体、粉末、ソフトゲルの形態をしているもので、FDA（連邦医薬品食品局）に届け出るだけで「構造と機能の表示」が可能です。ちなみに、2015年4月から新たに保健機能食品に仲間入りした「機能性表示食品」は米国のダイエタリーサプリメントを参考にして制度化されたものです。

ところで、我が国の最近の風潮として、名称や用語を外国語読みのカタカナで表現する傾向が強くなっていますが、健康食品についても、「ダイエタリーサプリメント」を略した「サプリメント」という言葉が使用されることが多くなっています。「健康食品」は、ことばの意味から「健康に良い効果が期待できる食品」であることがイメージされますが、保健機能が臨床試験で実証されたものではありません。

我が国には、健康食品・サプリメントを一元的に規制する単独の法律はなく、「いわゆる健康食品」として一般食品に分類され、複数の関係法令（食品衛生法、健康増進法、不当景品類および不当表示防止法、医薬品医療器機等法など）によって規制されています。

健康食品・サプリメントの問題点

最近、マイボイスコム（株）が実施した『健康食品の利用』に関するインターネット調査の結果によると、健康食品の利用者は５割強で、その中で「ほとんど毎日利用している人」は２割強、「たまに利用している人」は３割弱でした。また、利用者のうち、「効果を実感している人」は４割弱、「実感していない人」は２割でした。一方、利用者が期待する効果としては、「健康維持」（６割強）、「疲労回復」（３割強）の他、「整腸効果」、「免疫力・抵抗力向上」、「体力増進」が２割、「滋養強壮」、「栄養素の補給」、「中性脂肪や内臓脂肪対策」が１割強でした。他方、健康食品に関する情報入手先は、「テレビ番組・ＣＭ」が４割、「メーカーや店舗の公式ホームページ」、「家族や友人、知人」、「新聞」、「インターネットの広告」が各２割で、商品の選定時に重視する情報としては、「機能性（効果・効能）」、「価格」が利用者の５割、「味」、「安全性」が４割弱、「国産化どうか」、「栄養成分」、「原材料」、「容量・サイズ」が２割台でした。また、健康食品の購入経路は、「スーパー・コンビニエンスストア」、「ドラッグストア」、「インターネット通販」が多く、ほとんど毎日利用している人は「インターネット通販」が１位でした。

今回のコロナ禍により外出の自粛・自宅待機を余儀なくされたことから、様々なテレビ番組を視聴する機会が多くなりましたが、番組の放映中に発売中の「いわゆる健康食品」の機能性の宣伝が繰り返し行われています。しかも有名タレントやアスリートによる使用体験談を語らせる内容が多い状況です。当該商品の紹介時間はかなり長いので各テレビ局に支払われている広告料はかなりの額になっていると推測されます。この場合の商品購入は通話料無料の電話による注文によるものが大半です。また、商品の容器には効能は表示されていないものの、利用者の体調改善体験談などを紹介したパンフレットが同封されているケースが多い状況です。

普段は気にもしていなかった健康食品の宣伝であっても繰り返し行われると、多少の健康不安がある場合、「これだけ評判になっているのだから」、「大手メーカーの開発製品だから」効果があるだろうと信じてしまいがちです。しかし、それらの品質・有効性・安全性に関する情報は販売業者が提供するものが圧倒的です。健康食品の素材は多様で、多くは天然物の加工品ですので、産地や加工方法のちがいにより含有成分の種類や含量にはバラツキがありますが、これらについての品質規定はありません。また、主な含有成分の体内動態（吸収、代謝、排泄など）についても不明なものが多い状況です。さらに、健康食品の利用者が、複数の健康食品を摂取した場合や医療機関から処方された医薬品を併用した場合、含有成分間や「医薬品」との間で相互作用や予期せぬ有害作用が起こる可能性があります。特に、食材の成分を濃縮・単離したものでは、作用効果が強まりますので注意が必要です。

なお、「健康食品の安全性に関する情報」は、国立健康・栄養研究所の「『健康食品』の安全性・

有効性情報」や日本医師会の「食品に関する情報システム」から入手可能ですが、「健康食品による健康被害の発生」については、公的機関への通報が極めて不十分であるという問題があります。

いずれにしても、「健康食品」は、「栄養があり、おいしく、安全であること」が期待されているものの、「効果を期待しているが、実証されていないもの」であり、あくまでも、〝健常者が食生活の補助に使用するものである〟ことを念頭においておくことが重要です。

第8章

腸内細菌と難消化性食物繊維

腸内細菌と腸管免疫

腸管には消化・吸収と排泄以外に神経系や免疫系の乱れを回復させる機能があります。最近、この機能の維持に腸内細菌が重要な役割を果たしていることが明らかになってきました。腸内細菌は、嫌気性の細菌で、腸管内に1000種類以上も常在することから「腸内細菌叢」または「腸内フローラ」と呼ばれています。その内訳は善玉菌が2割、悪玉菌が1割、残りはどちらにもなる日和見菌です。日和見菌の割合は健康状態により変化します。

善玉菌は消化酵素では消化されない食物繊維を分解して酢酸、プロピオン酸、酪酸などの「短鎖脂肪酸」を作り出すことがわかりました。これらの分解産物は、制御性T細胞（Tレグ）に作用して「経口免疫寛容」の機能を高めることが報告されています。第4章で紹介した「自己免疫疾患」は、経口免疫寛容が正常に機能している場合には発症しませんが、腸内フローラのバランスが乱れたり偏りが生じたりすると、経口免疫寛容が破綻して発症すると考えられています。

慶応大学医学部の吉村昭彦教授らと金井隆典教授らの研究グループは、腸管内に多く存在しているＴレグが腸管の過剰な炎症や食物アレルギーの発症を抑えることを見出しました。また、Ｔレグは強力な抗炎症作用をもつタンパク質（トランスフォーミング増殖因子β、ＴＧＦ−β）によって誘導されることや、腸内細菌の中の酪酸菌の一種、クロストリジウム・ブチリカムＭＩＹＡＩＲＩ１５８８株の細胞壁に存在するペプチドグリカンと呼ばれる成分が、腸管の樹状細胞を刺激してＴＧＦ−βの分泌を促進し、このＴＧＦ−βによってＴレグが効率よく誘導されて炎症が抑制されることを明らかにしました。さらに本菌を腸炎モデルマウスに経口投与したところ、強力な抗炎症作用をもつサイトカイン（ＩＬ−10）を産生するマクロファージが増加し、腸の炎症が抑えられることを確認しました。この結果を検証するため、ＩＬ−10の働きを抑える抗体（ＩＬ−10中和抗体）をマウスに投与したところ、本菌株による腸炎の改善効果が無くなりました（図18）。

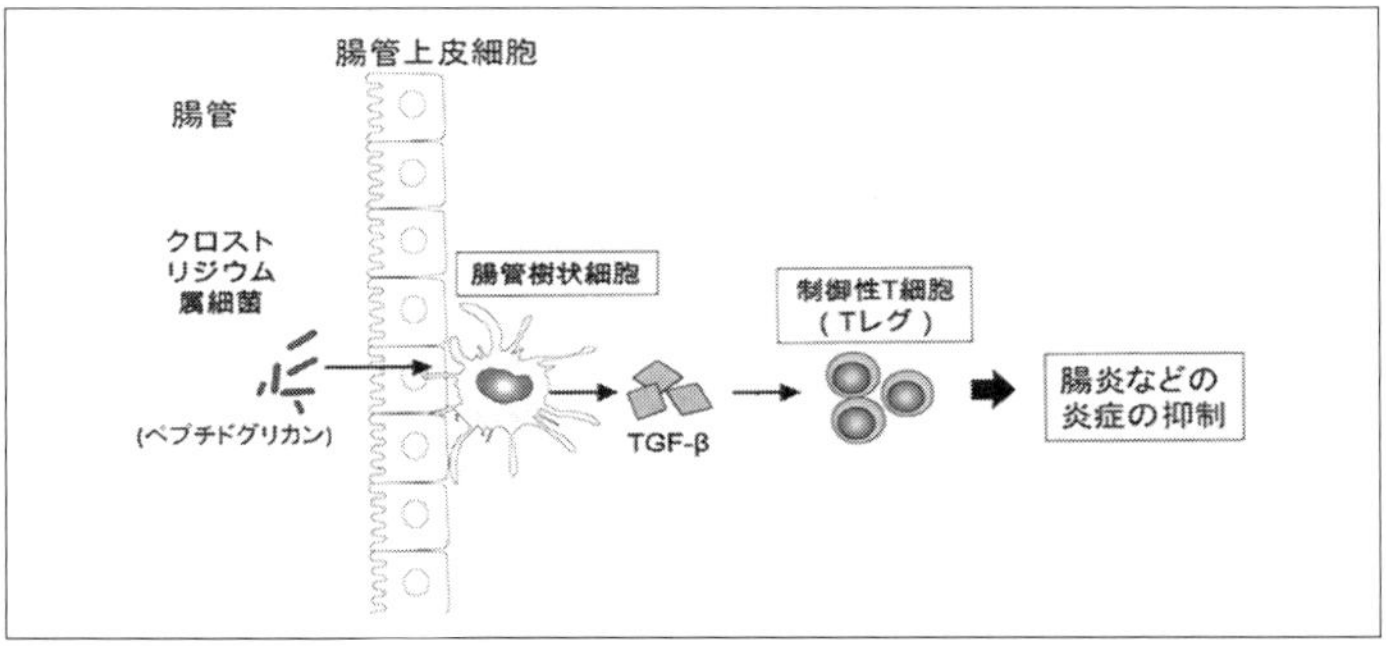

図18　腸管において腸内細菌がＴレグを誘導する流れ
出典：慶應義塾大学医学部のプレスリリース（参考資料）より

プロバイオティクスとプレバイオティックス

腸内フローラの乱れを改善して健康の維持に貢献する微生物群は「プロバイオティクス」と呼ばれています。プロバイオティクスの代表的なものは乳酸菌、ビフィズス菌、納豆菌、酵母などの菌やヨーグルトなどの発酵乳、乳酸菌飲料、チーズなどです。乳酸菌は漬物、味噌、醤油などの加工品にも含まれています。一方、「プレバイオティックス」は腸内に共生する有益な細菌の栄養源となり、その増殖を促進して腸内フローラの構成を健康的なバランスに改善するものです。食物繊維はこれに該当します。

難消化性食物繊維

食物繊維はヒトの消化酵素によって消化されない「食物に含まれる難消化性成分」の総称です。それらは、植物性、藻類性、菌類性食材の構成成分で〝多糖〟の仲間ですが、化学的には、でんぷんのようにグルコースが繰り返し連結した糖鎖構造ではなく、フコース、ガラクトース、アラビノースなどグルコース以外の単糖やアミノ糖、ウロン酸なども含まれ、しかも枝分かれした複雑な構造を形成しています。また、食材の種類によって含有多糖の分子量や化学構造が異なっています。

これらを経口摂取した場合、前述のようにアミラーゼなどの消化酵素では分解されずに小腸まで運ばれることから〝難消化性食物繊維〟と呼ばれています。これらは、フコイダン、ペクチン、フルクタンやβ-グルカンなどの「水溶性食物繊維」と細胞壁の主要な構成要素であるセルロースやリグニンなどの水に溶けない「不溶性食物繊維」に分類されています。

なお、リグニンは、「木質素」とも呼ばれるポリフェノールの一種で多糖ではありませんが、不溶性食物繊維に分類されています。さらに、糖質だけの組み合わせの他に糖タンパク質、糖脂質、プロテオグリカンなどの複合糖質も食物繊維に含まれます。

難消化性食物繊維は、腸内フローラのバランスを調節し、腸管免疫系をパワーアップする「プレバイオティクス」としての機能をもっています。また、これらは水分子を結合する力が大きいので大腸内で形成される便は軟らかくなり、増量することになります。それゆえ、難消化性食物繊維を摂取するとスムーズな排便が可能になります。

リグニン以外の難消化性食物繊維は、一部がビフィズス菌などの善玉菌によって短鎖脂肪酸（酢酸、乳酸、プロピオン酸、酪酸など）にまで分解され、体内に吸収された後、エネルギー源として利用されることが判明しています。食物繊維は、従来は栄養学的には「食物のカス」とされ、からだには役立たないものとされていましたが、「経口免疫寛容」の機能増強作用のほかに、肝臓でのコレステロールの合成阻害作用、大腸粘膜の増殖促進作用、結腸でのミネラル吸収促進作用、すい臓の内分泌・外分泌刺激作用など生体にとって有用な生理的機能をもつことが報告されました。

そこで、厚生労働省が国民の健康の維持・増進、生活習慣病の予防を目的として「日本人の食事摂取基準」を設定した際に、食物繊維の摂取量も追加されました（２００５年）。この基準値は5年ごとに改定され、現在は２０２０年の改訂版が公表されています。それによると、食物繊維の摂取目標量は、18歳以上では1日あたり男性21グラム以上、女性18グラム以上とされています。

一方、ヒトを対象とした研究によって食物繊維の有用性のエビデンス（科学的根拠）が示されている保健機能として、①糖質の吸収抑制による食後の血糖値の上昇の抑制、②小腸内における胆汁酸（体内コレステロールの最終代謝産物）の吸着による再吸収の抑制と血清コレステロール値の低下、③保水効果にともなう便の体積増加による便秘症状の改善、④摂食ナトリウムの体外排泄、⑤血圧の正常化、⑥大腸がんの発症リスクの低下、⑦腸内フローラのバランスの乱れの改善作用、⑧病原菌やウイルスの侵入を防ぐバリア機能の改善や病原体の腸管感染予防作用などがあります。

なお、大腸がんの症状として便秘があげられていることや、近年、便秘が大腸がんとともに増加傾向にあることから、両者の関連性が指摘されていました。

ところが、厚生労働省の研究班による調査の結果、便秘と大腸がんの直接的な因果関係はないことがわかりました。ちなみに、大腸がんの発症と食物繊維摂取量との間には深い相関関係があることが米国の研究者たちによって報告されています。したがって、様々なストレスや生活習慣の変化によって免疫力が低下したことが「がんの発症の原因」と考えるのが妥当です。

難消化性食物繊維含有食材

我が国には、季節や地域に特有な伝統食材（山菜、野菜、発酵食品）が存在し、それぞれの調製法が伝承されていますが、これらにも多様な難消化性食物繊維が含まれています。２０１３年に和食がユネスコ無形文化遺産に登録されたことから、和食に使用される食材や調理法の特徴などに関するマスコミ報道やそれと関連する腸管免疫や腸内細菌の役割に関する書籍類が多く出版されています。

食材に含まれる主な難消化性食物繊維としては、ペクチン（リンゴや柑橘類などの果実、芋類、キャベツやダイコンなどの野菜類、ナメコ）、グルコマンナン（こんにゃく）、フコイダン（コンブ、メカブ、アカモクなどの褐藻類）、ラムナン硫酸（ヒトエグサ）、β-グルカン（マイタケ、シイタケなどのキノコ類、大麦）、フルクタン（ネギ、タマネギ、ラッキョウ、ゴボウ、キクイモ）、ムチン

食物繊維の種類	主な含有食品
◎水溶性難消化性食物繊維	
フコイダン	コンブ、メカブ、アカモクなど
ラムナン硫酸	ヒトエグサ
フルクタン	ネギ、タマネギ
ペクチン	果物、野菜
グルコマンナン	こんにゃく
β-グルカン	きのこ類、大麦
イヌリン	ゴボウ、キクイモなど
ムチン	オクラ、山芋、里芋、モロヘイヤなど
◎不溶性難消化性食物繊維	
セルロース	穀類、野菜、果物
ヘミセルロース	ふすま、野菜、豆類、果物
寒天	テングサ
リグニン	ココア、ピーナッツ、緑豆、野菜
キチン	エビ、カニなどの外殻

表５　食物繊維の種類と主な含有食品

(ヤマイモ、オクラ)、キチン・キトサン(エビ、カニの殻)、セルロース・ヘミセルロース(野菜、穀類、豆類、果物)、リグニン(ココア、ピーナッツ)などがありますが、それらの化学構造は実に様々です(表5)。

食物繊維含有食材のウイルス感染症予防効果

現在臨床利用されている抗ウイルス薬は、感染細胞内で子孫ウイルスの複製(増殖)過程に関与する酵素・タンパク質の働きを抑えることを目的として開発された低分子性の化学合成物質です。これらはいずれもからだにとっては異物なので、使用中に「副作用の発現」や「耐性ウイルスの出現」という問題が発生するのを避けることはできません。特に、免疫機能が低下している場合には顕著です。また、抗ウイルス薬は、症状が現れた際に医師により診断・処方され、あくまで受診者の症状の軽減・改善を目的として使用されるものです。

著者らは、感染ウイルスの増殖過程を標的とする「抗ウイルス薬」にはこのような問題があることから、からだに備わっている〝異物を処理・排除する力(免疫力)〟を高める機能をもつ食材に注目し、それらの有用性を検証してきました。以下にこれまでに実施した検証実験例を紹介します。

ネギのインフルエンザに対する効果の検証実験例

ネギ（Allium fistulosum）は、ニンニクの仲間でユリ科の植物です。中国で栽培されていたものが、朝鮮半島を経て8世紀以前に日本へ渡来したといわれています。現在、各地で栽培されており、九条ネギ、下仁田ネギ、加賀ネギ、千住ネギなどの名称で呼ばれています。

ネギは古来より風邪によいといわれてきましたが、その有効成分は低分子性の硫化アリル（アリイン）の分解産物（アリシンという辛味成分）であると報告されていました。ところが、インフルエンザウイルスの感染実験により検証されたことはありませんでした。ちなみに、アリインはニンニクやタマネギにも含まれており、熱に不安定な成分です。

そこで、著者らの研究グループは九条ネギの熱水抽出エキスを調製し、抗ウイルス活性成分を分離・精製し、その化学構造を解析しました。その結果、活性物質は水溶性の多糖の一種で、フルクトースが連結した「フルクタン」であることが判明しました。

このフルクタンについて、マウスを用いてA型インフルエンザウイルス（ＩＦＶ–Ａ）の感染実験を行ったところ、肺および気道粘膜におけるＩＦＶ–Ａの増殖を抑え、気道粘膜や血清中の中和抗体量を増加させることが確認されました。なお、抗インフルエンザ薬として使用されているタミフルについて同様の実験を行なって比較したところ、タミフルは逆に中和抗体産生量を減少させることがわかりました（図19）。

余談ですが、著者らがこれらの研究結果を発表したところ、メディアに注目され、紹介されました（朝日新聞のコラム「天声人語」、２０１０年2月1日、図20）。また、これを読まれた辰巳芳子さん（料理研究家として著名）が関心を示され、ＮＨＫの料理番組のテキスト（別冊）などに掲載されたことがあります。

著者ら以外の研究例としては、農研機構の上田浩史らの研究グループによる、「下仁田ネギの緑葉の内側にある粘液（ムチン）の免疫系に対する作用についてマウスを用いて検討した結果の報告」があります。それによると、粘液はマクロファージ活性化作用とＮＫ細胞活性化作用が認められたとのことです。

この実験結果は、粘液という「異物」が体内に侵入したために、これを排除しようとする「からだの免疫反応（自然免疫系）」が働いた結果の反映と考えること

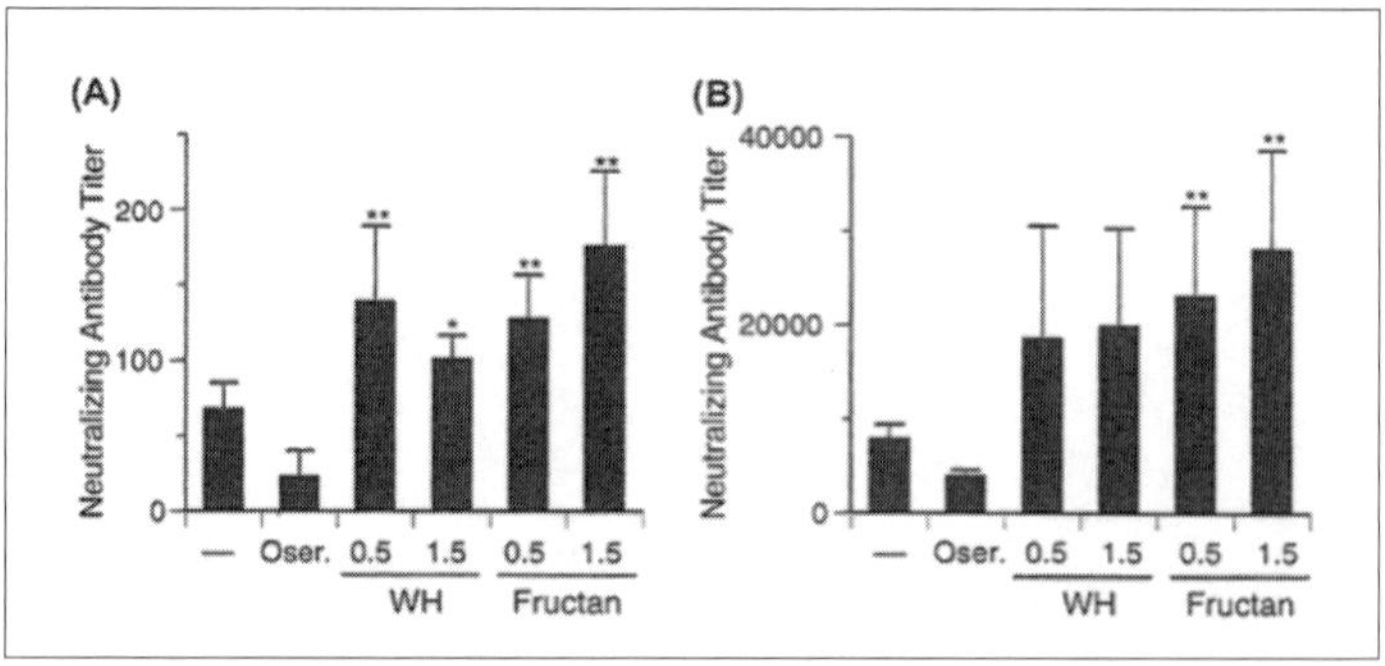

図19　ネギ由来フルクタンのIFV-A感染２週間後の気道洗浄液(A)および血清（B）における中和抗体産生に及ぼす効果

（Osel.: タミフル , WH: ネギの熱水抽出物 , Fructan: フルクタン）
** 対照群（－）と比較して有意（p<0.05）に高い；** 対照群（－）と比較して高い（p<0.01）

ができます。また、ウイルスの感染実験が行われていませんので、粘液のインフルエンザに対する効果は不明です。ムチンは糖を多量に含む糖タンパク質の混合物で、水溶性食物繊維の一種なので、ネギの粘液にも抗インフルエンザ作用を示す可能性はあります。

上田氏らの研究結果は、NHKの番組（『ガッテン』２０１６年12月14日）の中で報じられました。その際に取材班が入手した関連情報として、中国でSARSが大流行した時に、中国有数のネギの産地（山東省章丘）では、SARSの患者すら出なかったことが紹介されました。また、この地域の住民は「ネギを生かじり」するという食習慣があったためではないかとの解説もありました。COVID–19の流行時のこの地域の状況はどうだったのか知りたいものです。

メカブのインフルエンザに対する効果の検証実験例

メカブはホンダワラ科に属するワカメ（Undaria pinnatifida）の胞子葉と呼ばれる部位のことです。メカブにはフコイダンと呼ばれる粘質性多糖が含まれており、食するとヌルヌルとした感触があります。スー

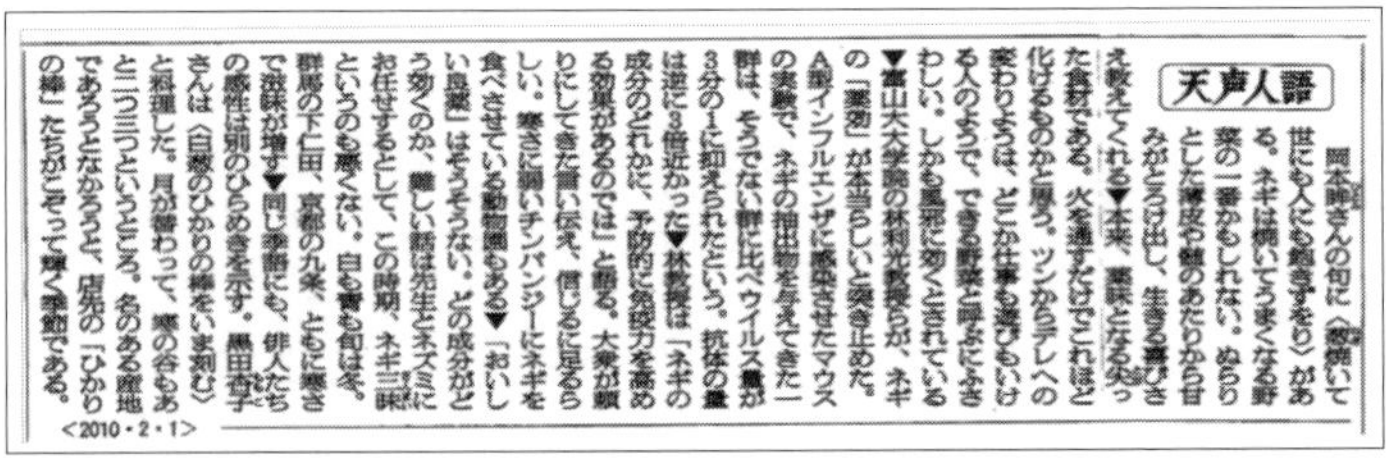
天声人語

岡本眸さんの句に〈[illegible]いて世にも人にも[illegible]〉がある。ネギは[illegible]いてうまくなる野菜の一番かもしれない。ぬらりとした[illegible]皮や[illegible]のあたりから甘みがとろけ出し、生きる喜びさえ教えてくれる▼本来、薬味となる尖った食材である。火を通すだけでこれほど化けるものかと思う。ツンからデレへの変わりようは、どこか仕事も遊びもいける人のようで、できる野菜と呼ぶにふさわしい。しかも風邪に効くとされている▼富山大大学院の林利光教授らが、ネギの「薬効」が本当らしいと突き止めた。A型インフルエンザに感染させたマウスの実験で、ネギの抽出物を与えてきた一群は、そうでない群に比べウイルス量が3分の1に抑えられたという。抗体の量は逆に3倍近かった▼林教授は「ネギの成分のどれかに、予防的に免疫力を高める効果があるのでは」と話す。大衆が頼りにしてきた言い伝え、信じるに足るらしい。寒さに弱いチンパンジーにネギを食べさせている動物園もある▼「おいしい良薬」はそうそうない。どの成分がどう効くのか、難しい話は先生とネズミにお任せするとして、この時期、ネギ三昧というのも悪くない。白も青も旬は冬。群馬の下仁田、京都の九条、ともに寒さで滋味が増す▼同じ季節にも、俳人たちの感性は別のひらめきを示す。黒田杏子さんは〈白葱のひかりの棒をいま刻む〉と料理した。月が替わって、寒の谷もあと二つ三つというところ。名のある産地であろうとなかろうと、店先の「ひかりの棒」たちがこぞって輝く季節である。

<2010・2・1>

図20　朝日新聞のコラム（天声人語）

パーマーケットや道の駅などで生のメカブを短時間煮沸後パック詰めにしたものや乾燥品が販売されている他、ホテルなどの宿泊施設の食事のメニューに含まれていることもあります。

著者らは、乾燥したメカブの水溶性高分子画分からＩＦＶ–Ａの増殖を抑制する成分を分離・精製し、構造解析を行いました。その結果、活性物質はフコースとガラクトースが複雑に結合した硫酸化多糖（フコイダン、Ｍ–ＦＵ）であることが明らかになりました。

次に、マウスにＭ–ＦＵを一週間経口投与後、ＩＦＶ–Ａを鼻腔に感染させ、３日後の肺および気道粘膜におけるウイルス量を調べたところ、Ｍ–ＦＵ投与群のウイルス量は対照群に比べて有意に少ないことがわかりました。一方、ウイルス感染7日および10日後の気道粘膜における分泌型のＩｇＡの産生量（抗体価）は、Ｍ–ＦＵ投与群は対照群に比べて顕著に上昇しました。ところが、タミフル投与群ではＩｇＡ量は対照群より有意に減少しました。

さらに、ウイルス感染7日、10日および14日後の血清中の中和抗体の産生量は、有意に上昇し、気道粘膜では、感染早期の7日後および10日後に高い中和抗体量が測定されました。また、タミフル投与群では血清中と気道粘膜での産生量はともに対照群より低い値でした。

ＤＮＡウイルスの一種である単純ヘルペスウイルス（ＨＳＶ）の感染実験も行ないましたが、この場合には、Ｍ–ＦＵはＨＳＶの増殖抑制作用やマクロファージの貪食能増強作用を示した他、抗がん剤（5–フルオロウラシル、5-fluorouracil）投与により低下したＮＫ活性を対照群のレベル（正常値）

にまで回復させました。

武庫川女子大学国際健康開発研究所の家森幸雄所長らは、特別養護老人ホームに入居している高齢者を対象にして行なった「M－FUの摂食がインフルエンザワクチン接種時のNK活性と抗体産生に及ぼす効果」の検証結果を報告しています。

それによると、ワクチン接種前の血清中の抗体価が40未満だったグループに対しては、M－FUの摂食は抗体価を上昇させる効果が認められましたが、抗体価が40以上だったグループに対しては効果が弱いものでした（図21）。これらの結果は、M－FUのような難消化性食物繊維の摂取は、免

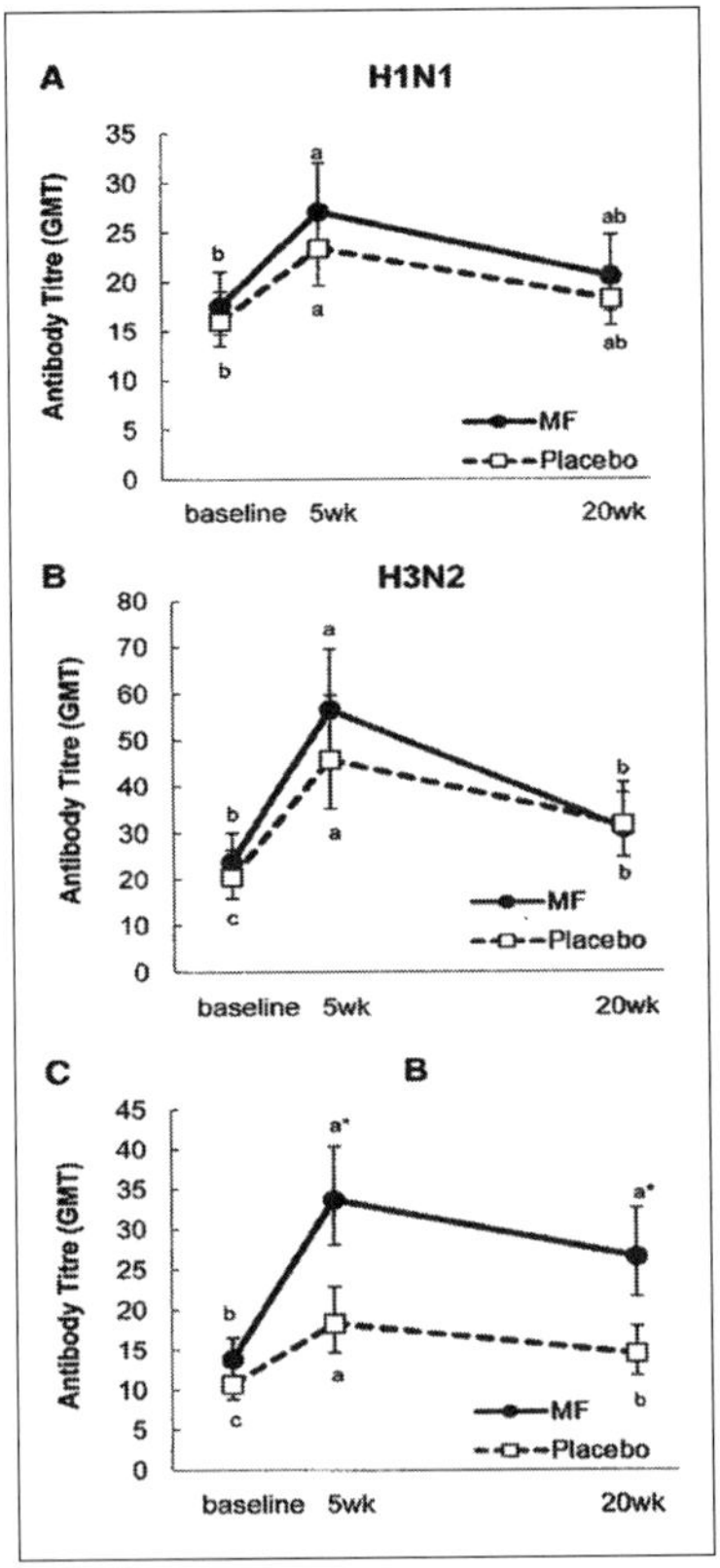

図21　MF-Uのワクチン接種者の抗体産生に及ぼす効果

接種したワクチン：B型，A型のH1N1亜型およびH3N2亜型．
試験対象者：M-FU摂取群とプラセボに分け，3種のワクチン接種1ケ月前から試験終了時まで，昼食時に摂取．試験終了時に採血し，各ウイルスに対する血清中の抗体価を測定し，試料摂食開始前の測定値と比較．各群はさらに抗体価が40未満と40以上のグループに分けて測定値を比較．

疫力が低下している人たちに対しても、ウイルス感染症の予防に有用であることを示しています。

細胞を用いた実験結果では、M－FUが高分子量糖鎖化合物であることから、子孫ウイルスに対する増殖抑制作用は、細胞内に取り込まれて効果を発揮するとは考えられません。したがって、M－FUの効果は細胞内での酵素阻害作用によるものではなく、細胞の外側で起こるウイルスの細胞への吸着・侵入段階を阻害することによると推測されました。また、自然免疫系のみならず獲得免疫系に対しても刺激作用を示すことが認められたことから、M－FUの作用機序は、従来の抗ウイルス薬と明らかに異なることがわかりました。

ヒトエグサのインフルエンザに対する効果の検証実験例

ヒトエグサ（Monostroma nitidum）は緑藻の仲間で、アオサと呼ばれることもあります。ヒトエグサは、味噌汁や酢の物の具として使用されたり、海苔の佃煮や青ノリの原料としても利用されています。著者らの研究グループは、本海藻の熱水抽出エキスの高分子画分から難消化性食物繊維の一種であるラムナン硫酸（RS）を分離・精製しました。

細胞を用いる感染実験を行なって、RSがどの種類のウイルスに対して有効かを調べたところ、エンベロープをもつウイルス（IFV－A、HSV、ヒトコロナウイルスなど）に対して増殖阻害活性を示すことが確認されました。続いて、動物実験でRSの有効性を検討しました。すなわち、抗がん剤投与により免疫力を低下させたマウスにＩＦＶ−Ａを感染させてからＲＳを経口投与すると、３日後と７日後の肺および気道粘膜におけるウイルス量が、ＲＳを投与していないマウスに比べて減少しました。

一方、ＲＳの抗体産生能に及ぼす効果を調べたところ、ＩＦＶ−Ａ感染７日後および14日後の血清中の中和抗体価はＲＳ投与によって上昇しました（図22）。この効果は、抗がん剤（5-fluorouracil）を投与して免疫力を低下させた場合でも認められました。同様の感染実験をタミフルについて実施したところ、７日後と14日後のいずれの場合も中和抗体価が減少しました。このような結果はネギやメカブの検証実験の際にも認められましたが、臨床でよく処方されている抗ウイルス薬がからだの重

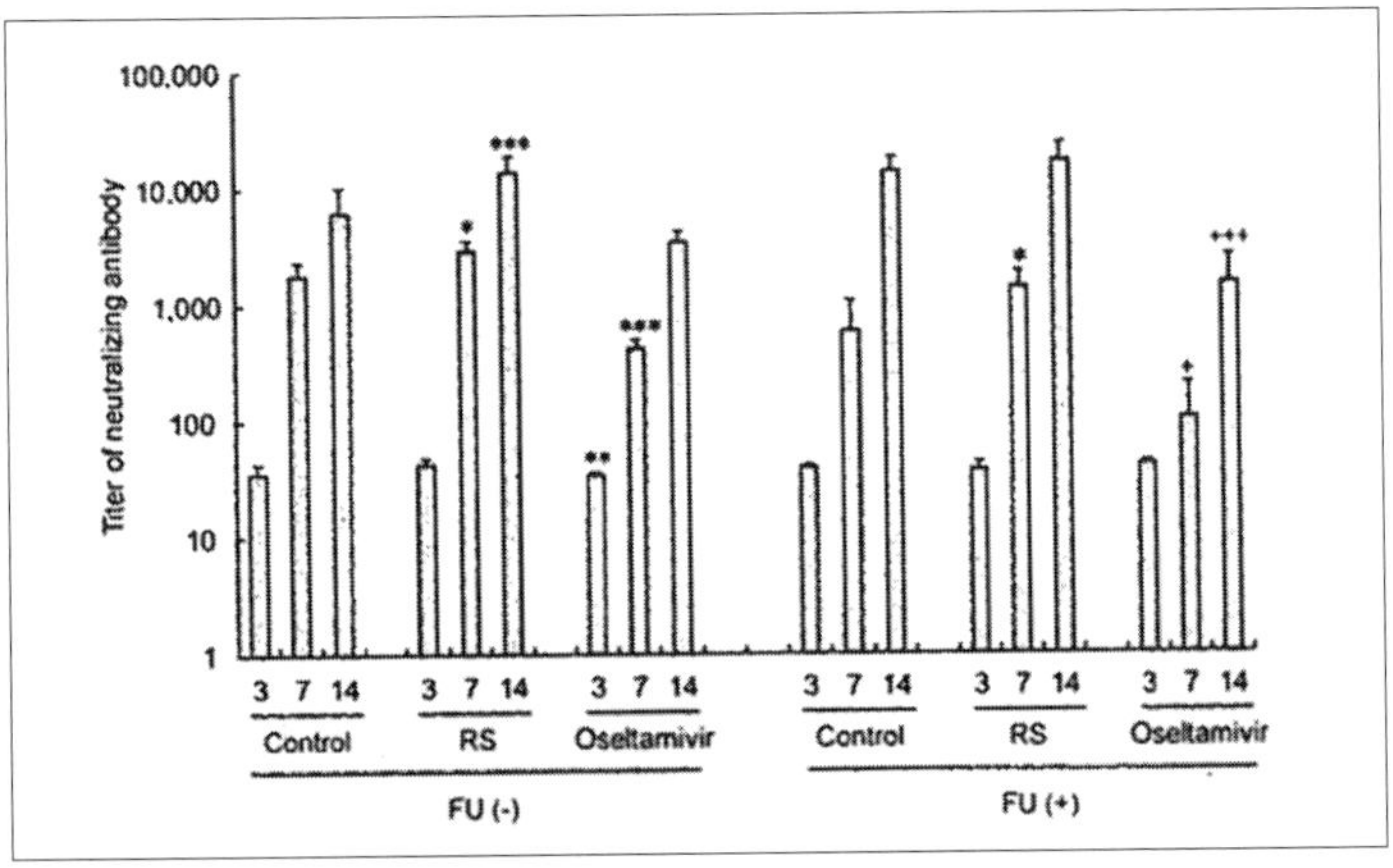

図22　ヒトエグサ由来ラムナン硫酸（RS）のIFV-A感染後の血清における中和抗体産生に及ぼす効果（FU：5-fluorouracil）

RSは対照群と比較して有意に高い．タミフルは対照群およびRSと比較して有意に低い．
*p<0.05,**p<0.01,***p<0.001,+p<0.05,+++p<0.001

要な防御反応である抗体産性能を抑えたことは想定外でした。

タミフルはインフルエンザウイルスのエンベロープ上にあるノイラミニダーゼ（NA）という酵素に対する特異的阻害剤とされていますが、動物実験を通してわかったことは、ウイルスの増殖を抑制しすぎたために、ウイルスを攻撃する抗体の産生まで抑制したのではないかということです。現時点では詳細は不明ですが、おそらく、タミフルはNAの他に生体内に存在する「抗体産生に関与している酵素」に対しても阻害作用を示した可能性が考えられます。ウイルスの増殖過程のみを標的にして開発された抗ウイルス薬がもつ極めて重大な問題といえます。

あとがき

「戦争」と「感染症の流行」は短期間のうちに多数の人々を殺傷するとともに経済的・精神的苦痛を与えるという点で共通しています。また、人類史において両者は切り離すことができない関係にあることが明らかになっています。今回のＣＯＶＩＤ–19のパンデミック発生の背景では、20世紀までに行われていたような植民地化のための戦争は勃発していませんでしたが、新自由主義の考えに基づくグローバル的な経済政策の推進が加速されていました。

ちなみに、戦争は武力による国家間のたたかいのことで、国際条約では「降伏者の殺傷、無防備都市の無差別攻撃や禁止兵器の使用など」は犯罪行為とされ禁止されています。ところが、戦争抑止の名目で核兵器を保有している国家が存在し、巨額な予算を投入して軍拡競争が展開されているのは大変遺憾な事です。また、わが国の政府は、第二次世界大戦中に米軍によって世界で初めて投下された無差別爆弾「原子爆弾」の唯一の被曝国でありながら、２０１７年７月に国連総会で採択され、２０２１年1月22日に発効する「核兵器禁止条約」に反対の態度を取り続けているのはとても残念です。しかも、その理由が日米軍事同盟の維持のためというのですから、とても独立国とはいえない卑屈な対応です。

現在はコロナ禍により戦後最悪の経済危機に遭遇している状況にあります。課題解決のために多額の対策費が必要とされるにもかかわらず新年度予算に過去最高額の防衛予算を計上しているのは常軌を逸しているといわざるをえません。さらに、沖縄の米軍基地移設のための辺野古での埋め立て工事を強行している政府の対応は民意を無視した行為であるばかりでなく沖縄の貴重な自然環境を破壊するために国費を浪費していることになり異常事態といえます。また、２０１１年に起こった大津波による原発事故の問題が未解決のまま原発再稼働に向けて巨額の予算が使われているのも大問題です。オリンピック招致のためのスピーチで安倍首相が「放射能汚染は完全にコントロールされている」との嘘の発言をしたことも記憶に残っています。汚染水が貯水されてきましたが、未だに処理できない状況です。招致決定後に開催に向けて数千億円も使用したにもかかわらず開催が延期となりましたが、今年度中の開催も危ぶまれています。

ところで、新自由主義下ではグローバル企業の税負担が法的に義務付けられていないため、これらの企業の経営者に富が集中しています。わが国でも非正規労働者や外国人労働者などの低賃金雇用者を増やしてきた大企業は莫大な利益を上げ、内部留保を溜め込んできましたが、これらの大企業に対しては課税が軽減されている上、技術開発の促進や外国企業との競争を支援することを名目とした様々な予算措置がなされています。

一方、コロナ禍による緊急事態の中では、非正規社員は正社員の雇用を守る「調整弁」のように扱われ、昨年10月には85万人も減ったとの報告があります。また、旅行や飲食など賃金水準が低い業種の人たちの収入も急減しました。

加えて、直前に税率が10％に引き上げられた消費税は収入に関係なく一律に負担することになるため経済格差が極めて顕著になっています。コロナ禍による一般国民の経済的・精神的被害は深刻な状況です。

最近の西洋医学における診断技術は飛躍的に進歩し、病原体の特定・ウイルスの遺伝子の変異状況や多様な症状の発現メカニズムを分子・遺伝子レベルで解明することが可能です。ＣＯＶＩＤ−19の場合も重症化や嗅覚・味覚異常の発現機序も明らかにされました。また、ＣＯＶＩＤ−19に関連する研究・学術論文の内容がＡＩを活用して迅速に解析されました。ただ、第3章で紹介したように、学術論文に発表された研究結果は西洋医学的視点から解明したものでした。多かったのはウイルスの感染を防ぐための方策を探る目的でウイルスの生存条件や飛沫の拡散の状況を解析したものでした。

ウイルス感染症に対する効果的な対処法は「からだの自然治癒力を高める」ことであり、難消化性食物繊維を含む食材の摂取と腸内フローラの力が重要な鍵になっています。西洋医学的視点からの対処法は、ウイルスの増殖と症状の悪化を抑える「抗ウイルス薬」の使用とワクチンの接種です。現在開発中のワクチンはウイルスのタンパク質を抗原として抗体をつくらせようというものですが、免疫力が低下している場合には予防効果は期待できません。また、最近ヨーロッパやアフリカで感染拡大して問題になっている「変異したウイルス」に臨機応変に対応するのは困難と考えられます。いずれにしても自然治癒力を高めるという発想はありません。

ヒトのからだを構成している生体分子は摂取された食べ物から供給されます。生体内では栄養成分の吸収と代謝が絶えず行われていますが、それらのエネルギー源も食べ物です。栄養成分の吸収は腸管で行われています。また、腸管内には免疫系細胞が存在しているほか難消化性食物繊維を分解して腸管免疫系を刺激する腸内細菌が生息しています。

感染したウイルスは気道粘膜や腸管粘膜に接着するので自然免疫系や獲得免疫系が働いて生体を防御することになります。ところが、残念ながらこれまで発表されたインパクトファクターが高いといわれている国際的な学術研究論文の中には食べ物の機能性に着目したものはほとんど見当たりません。

著者は薬学部の生薬学・天然物化学系の研究室に所属し、南米のパラグァイの先住民族（グァラニーインディオ）の伝承薬（Typycha kuratu, Scoparia dulcis）の生物活性成分の研究や第8章で紹介したネギ、メカブ、ヒトエグサのほかにスピルリナ、髪菜などの微細藻類、アカモクなどの海藻、スベリヒユなどの山菜から分離した糖鎖化合物のウイルス感染症に対する有用性の検証研究を行ってきました。

なお、スピルリナはアフリカのチャド湖に生育している微細藻類ですが、エイズが感染拡大して大問題になっていた頃にこれを食べていた現地の住民の感染者は、他の周辺地域の感染者と比べると顕著に少なかった（10分の1）との報告があります。また、東アジア地域（日本、韓国）におけるエイズの感染者はアフリカの千分の1でしたが、これらの地域には海藻を食する習慣があることが要因であろうと指摘されていました（Medical Hypotheses, 62, 507-510, 2004）。スピルリナにはラムノースを主に含む水溶性食物繊維が含まれています。

従来、天然物含有成分の中で医薬品の開発のリード化合物になるのは低分子量成分と考えられていました。これらはどんなに複雑な構造であっても化学合成が可能です。しかし、使用が正式に承認されたものであっても例外なく様々な副作用が報告されています。しかもそれらの詳細な発現機序は未解明のものが多いのが実情です。

食物繊維のような糖鎖化合物は分子量が大きく化学構造が複雑すぎるので化学合成は極めて困難です。一方、タンパク質や核酸なども高分子化合物ですが化学合成や遺伝子工学の手法で合成が可能です。ただ、食物繊維は食べ物から簡単に摂取できる上、からだに有用な機能性が確認されているのでウイルス感染症対策としても大変有効であると考えられます。何よりも「いつでも誰でも摂取できる」という優れたメリットがあります。さらに、ヒト試験を行う場合でも医薬品の治験に比べればかなり少ない費用ですみます。

今回のＣＯＶＩＤ−19の感染者は東アジア地域の感染者が他の地域の感染者に比べて二桁も少ないという報告がありますが、これは食生活の違いがある可能性が大きいと思われます。コロナ禍を収束させるため、さらに、新たに発生する可能性が高いウイルス感染症のパンデミックに備えるために国内のしかるべき研究機関において早期に検証実験が開始されることを期待したいものです。

他方、国内の各地域に生産されている食材を有効に活用するためには、地産地消の考え方が重要です。ところが、最近の新自由主義的な政策は地域の安心・安全な農産物の供給が困難になる方向へと動いています。ＴＰＰ（環太平洋パートナーシップ協定）の締結が典型例です。ＴＰＰは各国が国内の産業を守るために設定していた関税や規制を段階的に撤廃・削減して国境を越えた経済活動を自由化する取り決めです。我が国には零細農家が多いので農産物の安定的な生産は非常に厳しい状況に置かれるようになりました。また、手続きの簡素化・迅速化が進むことになるので輸入農産物の残留農薬や食品添加物の混入が危惧され、食の安全性がおろそかになる可能性があります。

本書は、悪夢のような恐怖を全世界に与えているコロナ禍をめぐる様々な問題について概説するとともに、各地でいつでも誰でも簡単に入手可能な食材を活用したウイルス感染症対処法を提案したものです。以前、長寿者が多い地域の食生活が話題になりましたが、当該地域ではヨーグルトなどの発酵食品を食する習慣が要因ではないかとの指摘がありました。これらの地域におけるＣＯＶＩＤ−19の感染者の割合について知りたいものです。

本書を執筆する過程で、感染症の歴史、感染ウイルスの増殖のしくみや臨床症状、からだの自然治癒力の調節のしくみ、くすりと食べ物の違い、東西医学の薬物療法の違い、食物繊維と腸内細菌による腸管免疫における関連性などについてあらためて学習する必要がありました。筆者の専門分野以外の内容が多かったので、ウイルス学の研究者で共同研究者でもある妻に専門的記述の箇所のチェックや内容について種々の意見・指摘をしてもらいました。心から感謝したい。

本書の刊行に際し、原稿内容に対して的確なコメントを頂いた編集者の川上充氏に感謝の気持ちを伝えたい。

本書が一人でも多くの人のウルス感染症対策や健康維持に役立てていただくことができれば幸いです。

2021年1月

林　利光

【用語解説】

○序章

GAFA：米国のIT大手企業4社（Google, Apple, Facebook, Amazon）の頭文字をとった略称。

ハイスループットスクリーニング：略語はHTS。ロボット工学、データ処理および高感度検出器を用いて、遺伝学的、化学的、薬理学的な何百万もの試験を実施し、短時間のうちに特定の生物活性物質のスクリーニングが可能な自動高速技術・創薬にも利用されている。

AI創薬：AIはArtificial Intelligence の略語で日本語では人工知能と訳される．製薬会社のライブラリーに存在する化合物や、まだ存在していない仮想化合物を生体内のタンパク質や30億あるヒトゲノムのデータから化合物との結合予測をAIに任せ、候補化合物を低コストで短期間に探し出し、最適化を行う創薬の手法。

○第1章

リボソーム：ほぼ当量のRNAとタンパク質からなり、細胞におけるタンパク質形成の場となっている。

ミトコンドリア：真核生物に見られる細胞小器官で、物質の酸化によるエネルギーを用いてATPを産生する器官で、副産物として活性酸素が作り出される。

○第2章

イオンチャネル：生体膜に存在するタンパク質で、生体膜内外に異なる濃度で存在するイオンをエネルギーを使わずに通過させる機能をもち、情報伝達に重要な役割を担う分子。

エンドサイトーシス：細胞膜の陥入による小胞を介して細胞が外環境から種々の分子を取込む機構。飲食作用ともいう。

エンドソーム：エンドサイトーシスにより細胞内に取込まれた分子の輸送と代謝にあずかる膜小胞。

キャップ依存性エンドヌクレアーゼ：インフルエンザウイルスが感染した宿主細胞の核内で宿主のmRNA前駆体を特異的に切断する酵素。ウイルス自身のmRNAの合成に必要なRNA断片を生成する。

◯第3章

エクソサイトーシス：液体あるいは粒子を細胞から放出する過程。

サイトカインストーム：感染症の原因により、血中サイトカインの異常上昇が起こり、その作用が全身におよぶ結果、好中球の活性化、血液凝固機構活性化、血管拡張などを介し、ショック・播種性血管内凝固症候群・多臓器不全にまで進行する状態。

PCR検査：PCRは polymerase chain reaction の略語。ウイルスの遺伝子を増幅させて検出する方法。体内にウイルス（正確にはウイルス遺伝子）が検査時点で存在するかを調べる。鼻や咽頭を拭って細胞を採取し、検査する。抗原検査は検査したいウイルスの抗体を用いてウイルスが持つ特有のタンパク質（抗原）を検出する方法で、鼻腔咽頭拭い液を検体とする。抗体検査は過去にそのウイルスに感染していたかを調べる検査で、採取した血液中の抗体の有無を調べる方法。

ＣＴ撮影：Computed Tomography の略語。コンピューター断層撮影法。

ＥＣＭＯ：Extracorporeal Membrane Oxygenator の略語。膜型人工肺・膜型肺を用いて酸素加、炭酸ガス排除を行い、その間に肺における原疾患の治療を期待する方式。呼吸不全患者に対する人工換気による肺障害を避けることを目的として開発された。

◯ 第４章

線毛運動：外部からウイルスやちりなどの異物が気道に入ってくると、気道粘膜からネバネバした粘液が分泌され異物に付着する。すると、粘膜の外にある線毛と呼ばれる小さな突起がそれらを喉の方へ運び出すように波状に動くが、この繊毛の運動のこと。

インターロイキン：ＩＬと略す。リンパ球やマクロファージなど免疫担当細胞が産生する生物活性物質の総称で、免疫反応に関連する細胞間相互作用に関与するペプチド・タンパク質性の物質。

インターフェロン：ウイルス感染に際して、ほとんど全ての動物細胞が生産・分泌する分子量約２万の糖タンパク質。ウイルス抑制因子ともいう。

腫瘍壊死因子：ＴＮＦと略す。腫瘍細胞を壊死させる作用をもつ糖タンパク質のことで、生体内ではマクロファージから産出される。ヒトがん細胞に対する細胞傷害作用や細胞増殖抑制作用を示すが、正常細胞への傷害作用は見られない。

ＭＨＣ分子：Major Histocompatibility Complex の略。主要組織適合遺伝子複合体。抗原提示を行うことで細菌やウイルスなどの病原体の排除やがん細胞の拒絶、臓器移植の際の拒絶反応に関与し、免疫にとって非常に重要なはたらきをしている。

細胞傷害性T細胞：キラーT細胞とも呼ばれる。抗原特異的に標的細胞と結合してこれを破壊する。ウイルス感染細胞の除去にも有効。

パーフォリン：キラーT細胞が感染細胞やがん細胞を破壊するときに放出するタンパク質のことで、破壊すべき標的細胞の細胞膜に穴をあけて破壊する作用をもっている。

パイエル板：一層のリンパ上皮細胞によっておおわれたリンパ小節の集合体で、消化管の粘膜固有層に多く分布している。小腸の壁の内側の粘膜にある楕円形をした部分で、その部分には絨毛がないか未発達で平坦になっているため「板」と呼ばれている。消化管での生体防御の主役を果たしている。

制御性T細胞：略称はTreg細胞。抗原に対する特異的Tリンパ球あるいはBリンパ球の応答を抑制する一群のT細胞。免疫抑制機能を発揮し、異常・過剰な免疫反応を抑制することで免疫自己寛容や免疫恒常性を維持する機能をもつ。

クロストリジウム・ブチリカム：酪酸菌の一種で、10～20％の人の腸管内に常在している。MIYAIRI株は宮入近治博士により、腐敗菌に対して強い拮抗作用が報告され、ミヤリサンという整腸剤として用いられている。

◯ 第5章

腸管粘膜組織：小腸の内側にある膜状の組織で、輪状のヒダでおおわれており、腸絨毛と呼ばれる突起物がある。腸絨毛の内部には、リンパ管や毛細血管がつながっており、消化されてきた栄養素はこの組織を通って体内に吸収される。

ストレスホルモン：交感神経の緊張により分泌されるアドレナリン、ノルアドレナリン、コルチゾールなどのホルモンのこと。

神経節前線維：中枢神経からの信号を伝える軸状の神経細胞と自律神経との間にシナプス接合部（神経節と呼ばれる）があり、中枢神経から出て自律神経にいたる神経細胞の軸索のこと。

フィードバック機構：乱れたホメオスターシスを治し、恒常性を維持するために働く機構のひとつ。外部からの刺激により末梢組織が反応するが、その際に末梢組織の機能の変化量が信号として中枢へ送られる機構を指す。その信号が中枢に伝わると、生じている正常値とのズレが調整され、神経伝達物質を介して末梢組織に伝えられることになる。

◯第6章

方証相対：漢方医学的病態認識と漢方処方とを対応させて治療法を決定すること。

偽アルドステロン症：血圧を上昇させるホルモン（アルドステロン）が増加していないにもかかわらず、高血圧、むくみ、カリウムの低下など「アルドステロン症」の症状を示す病態。

間質性肺炎：肺の間質（肺胞と毛細血管とが接近しているところを取り囲んで支持している組織）が炎症を起こし、肥厚するため血管と肺胞の間でのガス交換率が低下する病態。

視床下部：脳幹の中の間脳に位置し、自律神経の中枢であるとともに、視床下部ホルモン、神経ペプチドアミンなどの生理活性物質を産生・分泌しており、これらを介して下垂体機能と中枢機能の調節を行っている。

○第7章

特定保健用食品：食生活において特定の保健の目的で摂取する者に対し、その摂取により当該特定の保健の目的が期待できる旨の表示をする食品。表示の許可に当たっては、食品ごとに食品の有効性や安全性について国の審査を受ける必要がある。

機能性表示食品：健康への効果や安全性を証明する書類を消費者庁に届け出たもので、企業の責任で保健機能を表示できる食品。

食品衛生法：食品の安全性の確保のために公衆衛生の見地から必要な規制その他の措置を講ずることにより、飲食に起因する衛生上の危害の発生を防止するために制定された法律。

健康増進法：国民の健康の増進の総合的な推進に関し基本的な事項を定めるとともに、国民の健康の増進を図るための措置を講じて国民保険の向上を図ることを目的として制定された法律。

不当景品類および不当表示防止法：商品および役務の取引に関連する不当な景品類および表示による顧客の誘因を防止するため、一般消費者による自主的かつ合理的な選択を阻害するおそれのある行為の制限および禁止について制定された法律。

○第8章

トランスフォーミング増殖因子：TGF—βと略す。腎臓、骨髄、血小板などほぼ全ての細胞で産生されるタンパク質の一種で、抗炎症作用を示す。制御性T細胞を誘導することから、多くの自己免疫疾患に重要な役割を果たすことが知られている。

ペプチドグリカン：複数のアミノ酸が連結したペプチドと多糖で構成される高分子の総称。グラム陽性菌の細胞膜の外側を形成する層（細胞壁）の主要成分。

胞子葉：成熟したワカメの茎の下部にできるひだ状の器官のことで、遊走子を放出する。

フコイダン：コンブ、ワカメ、アカモク、モズクなどの褐藻類に含まれているヌメリ成分。硫酸化フコースを主とする高分子多糖類で、フコース以外に、ガラクトース、マンノース、キシロース、ウロン酸なども結合している。

ペクチン：果実類や果菜類の細胞壁に含まれる複合多糖で、ガラクツロン酸が α―1・4結合したポリガラクツロン酸を主成分とする難消化性食物繊維。

【参考資料】

◯ 第1章〜第3章

サンドラ・ヘンペル、関谷冬華 訳、竹田 誠、竹田美文、日本語版監修『ビジュアル パンデミック・マップ 伝染病の起源・拡大・根絶の歴史』日経ナショナルジオグラフィック社

松浦善治『「新病原体」がわかる本』東京書籍

石 弘之『感染症の世界史』角川文庫

磯田道史『感染症の日本史』文春新書

内藤博文『感染症は世界をどう変えてきたか 人類とウイルス・病原菌の攻防史』河出書房新社

岡田晴恵『感染症は世界史を動かす』ちくま新書

詫摩佳代『人類と病』中央公論新社

神山恒夫『人獣共通感染症』地人書館

吉田眞一 著者代表『微生物学 疾病のなりたちと回復の促進④』医学書院

今村顕史監修『図解 知っておくべき感染症33』西東社

生田 哲『ウイルスの感染のしくみ』日本実業出版社

竹村政春『ヒトがいまあるのはウイルスのおかげ！ ウイルスの本当を知ると感染予防もわかる！』さくら舎

吉成河法吏、安江 博『新型コロナとの死闘 Part1』医薬経済社

河岡義裕『新型コロナウイルスを制圧する』文藝春秋

田口文弘『コロナウイルス』ウイルス、61, 205-210, 2011

神谷 亘『コロナウイルスの基礎』ウイルス、29-36, 2020

忽那賢志『新型コロナウイルス感染症（COVID-19）臨床』ウイルス、37-44、2020

Raj VS, et al "Dipeptidyl peptidase 4 is a functional receptor for the emerging humancoronavirus – EMC" Nature, 495, 251-254, 2013

○第4章

南嶋洋一、吉田眞一、永瀬正法『微生物学』医学書院
山元 弘編『免疫学』化学同人
松尾和浩『やさしく学ぶ免疫システム』サイエンス・アイ新書
審良静男、黒崎知博『病原体を撃退する「動的システム」も脅威』講談社
上野川修一『食品とからだ 免疫・アレルギーのしくみ』朝倉書店
酒井建夫、上野川修一編『日本の食を科学する』朝倉書店
上野川修一、久恒辰博、八村敏志『経口免疫寛容の分子生物学 蛋白質・核酸・酵素』39, 2090-2101, 1994

○第5章

脊山洋右、山田信博、松尾照彦編集『栄養生化学』メジカルフレンド社
石黒伊三雄監修、篠原力雄、村 護編集『生化学』ヌーベルヒロカワ
渡邊 晶監修『運動・からだ図解 栄養学の基本』(株)マイナビ出版
竹内修二監修『プロが教える人体のすべてがわかる本』(株)ナツメ社
奈良信雄監修『人体のしくみと病気がわかる事典』西東社
藤田紘一郎『免疫力をアップする科学 新装版』SBクリエイティブ
生田 哲『マンガでわかる自然治癒力のしくみ』サイエンス・アイ新書
大塚邦明『「時計遺伝子」の力をもっと活かす!』小学館
日本栄養・食糧学会監修、香川靖雄編著『時間栄養学』女子栄養大学出版
古谷彰子著 柴田重信監修『食べる時間を変えれば健康になる』携書

アンドルー・ワイル著、上野圭一訳『癒す心、治す力』角川文庫
帯津良一『自然治癒力を高める生き方』コスモトゥーワン
○第6章
日本東洋医学会学術教育委員会編集『入門漢方医学』日本東洋医学会
日本東洋医学会学術教育委員会編集『専門医のための漢方医学テキスト』日本東洋医学会
森山健三『漢方の目で健康を考える』医歯薬出版
阿部勝利『外来診療における感染症と漢方』医歯薬出版
○第7章
アンドルー・ワイル著、上野圭一訳『医食同源』角川書店
細谷憲政、中村丁字次、川島由紀子、足立かよこ『サプリメント「健康・栄養食品」と栄養管理』（株）チーム医療
大西憲明著、奥村勝彦監修『医薬品と飲食物・サプリメントの相互作用とマネジメント』フジメディカル出版
藤竿伊知郎『サプリメントとの賢いつきあい方』あけび書房
○第8章
辻 啓介、森 文平編『食物繊維の科学』朝倉書店
平山匡男『機能性糖質／食物繊維　化学と生物』44, 472-480, 2006
辨野義己『「腸をだませば身体はよくなる』SB新書
沼辺 操『病気知らずのからだ作りは「腸」がすべて』幻冬社
慶應大学医学部 http://www.jst.go.jp/pr/announce/20150701-4/
金井隆展 他"A single strain of Clostridium butyricum induces intestinal IL-10 producing macrophages to suppress acute experimental colitis in mice, Cell Host & Microbe" 13, 711-722, 2013

Richard. A. Flavell et al., "Immunoglobulin A coating identifies colitogenic bacteria in inflammatory bowel disease, Cell" 158, 1000-1010, 2014

Harry Sokol et. al., "Faecalibacterium prausnitzii is an anti-inflammatory commensal bacterium identified by gut microbiota analysis of Crohn disease patients, PNAS" 105, 16731-16736, 2008

日本風俗史学会編、編集代表・篠田 統、川上行蔵『図説江戸時代食生活事典』雄山閣出版

辰巳芳子『ねぎのスープ 別冊 NHK 今日の料理、おいしく免疫力アップ、ねぎ&たまねぎレシピ』NHK出版

林 利光 他 "Anti-innfluennza A virus effects of fructan from welsh onion (Allium fistulosum L.) , Food Chemistry" 134, 2164-2168, 2012

上田浩史 他 "Activation of immune responses in oral administration of bunching onion (Allium fistulosum) mucus, Bioscience Biotechnological Biochemistry" 77, 1809-1813, 2013

林 京子 他 "Novel antiviral fucoidan from sporophyll of Undaria pinnatifida (Mekabu), Chemical & Pharmaceutical Bulletin" 52, 1091-1094, 2004

林 京子 他 "Anti-influenza A virus characteristics of fucoidan from sporophyll of Undaria pinnatifida in mice with normal and compromised immunity, Microbes and Infection" 15, 302-309, 2013

家森幸男ら "Supplementation of elderly Japanese men and women with fucoidan from seaweed increases immune responses to seasonal influenza vaccination, The Jounal of Nutrition Nutritional Immunology" 143, 1794-1798, 2013

林 京子 他 "Anti-influenza A virus activity of rhamnan sulfate from green algae Monostroma nitidum in mice with normal and compromised immunity, Marine Drugs" 18, 2020

鈴木宏治『ラムナン海藻で健康寿命を延ばす！』産学社

林　利光（はやし　としみつ）＝1945年に中国（満州）で生まれる。1975年京都大学大学院薬学研究科博士課程修了。1985～86年、国際協力事業団専門家としてパラグァイのグァラニーインディオの伝承薬の調査研究プロジェクトに参加。2011年、富山大学名誉教授、中部大学生命健康科学部客員教授。

ウイルス感染症《かんせんしょう》のパンデミックと国民生活《こくみんせいかつ》

食によるコロナ対策の科学的エビデンス

2021年２月27日　第１刷発行
2021年３月12日　第２刷発行

著　者　　林 利光
発行者　　新舩 海三郎
発行所　　株式会社 本の泉社
〒113-0033 東京都文京区本郷2-25-6
TEL. 03-5800-8494　FAX. 03-5800-5353
印　刷　　亜細亜印刷 株式会社
製　本　　株式会社 村上製本
ＤＴＰ　　木椋 隆夫
